外科医が語る思いの医療・福祉経営

岩崎安伸
Iwasaki Yasunobu

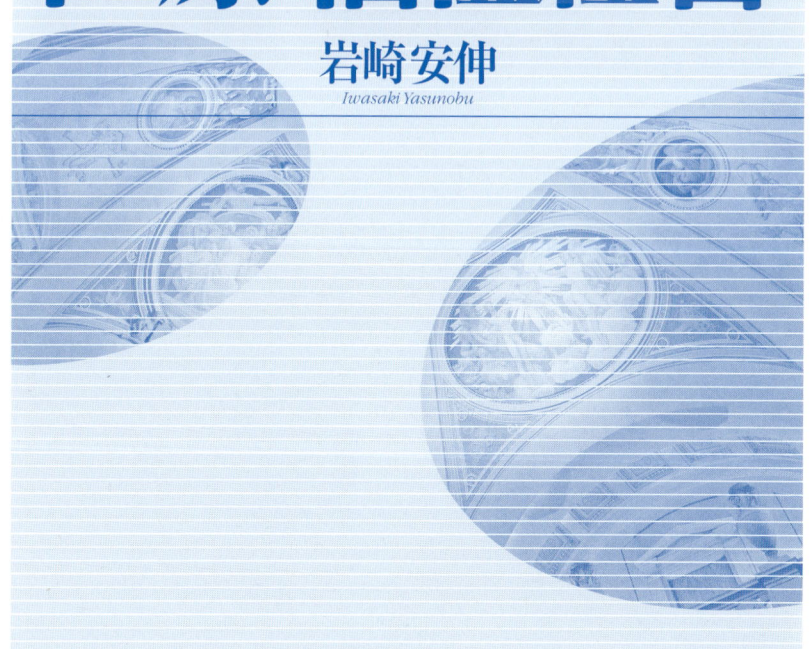

清文社

まえがき

　社会のインフラとして、それなりに存在を許されていた時代とは異なり、近年医療・福祉組織にも経営学の視点が必要になっています。また、1990年代からの「失われた20年」への対応に、日本の産業界はアメリカ型の成果主義や目標管理などの短期の数字を追い求める経営学を導入してきました。

　医療・福祉経営においても、2000年の営利企業の参入が可能な介護保険開始や、2002年の診療報酬のマイナス改定を経て経営の効率化が必須となり、産業界で導入が進められていた成果主義などの経営手法が導入されるようになってきています。日本の人口構造のあまりにも急激な変化や、それに伴う制度の変更などの中で、医療・福祉組織が存在するためにバランスト・スコア・カード（BSC）や目標管理制度などの短期の経営指標のために、ツールを取り入れようとしているのが現在の医療・福祉経営のめざしているところのようです。

　しかし、アメリカでも2008年のリーマン・ショック以降、株主を重視した経営や短期の業績に重点をおいた経営への反省から、社会の中で組織がなぜ存在しているのか、その意義を問いただす経営に移行してきています。

　日本では、知識創造経営理論を構築してきた野中郁次郎先生らが、社会があまりにも定量的、抽象的で普遍的な客観を重視するようになってきたため、人間活動の根本にあるはずの主観をないがしろにし、

人々のいきいきとした生活世界を喪失しているのではないか、と危惧しています。

医療・福祉経営の主体である人は、高齢であっても「在る」ではなくて、何かいきいきとした生活ができる主体に「成る」存在のはずです。医療・福祉は、本来社会のインフラとして、その地域において機能的な文脈の中で社会の「共通善」を追求し、医療、福祉に携わる人の「思い」を前面に出した経営が求められていたはずです。

しかし、現代の医療・福祉経営では経済的、社会的、法的な過度の重圧から、それをになう人の「思い」の入った在り方が失われつつあるのではないでしょうか。

大阪市立大学経営学研究科「医療・福祉イノベーション経営」社会人プロジェクト研究での医療経営福祉論（2013年度）のセッションで、筆者が整形外科医として自らのスキル形成や社会との関係性を構築しながら歩んで来た「思い」と、医療・福祉の現場の社会人学生との議論をまとめたのが本書の視点です。

医療・福祉にかかわるサイエンスやスキルからアートまでを含め、医療・福祉の本来の奥深い「賢慮」の実践例を提示しながら、現代の制度の中での医療・福祉経営の問題を明らかにしていきたいと思います。

2014年6月

著　者

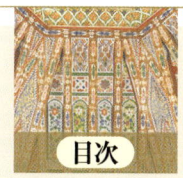
目次

1	アドボカシー・マーケティング	1
2	医師の思考過程	13
3	共通善	19
4	組織学習	23
5	プライマリーケア	31
6	ソーシャル・キャピタル	41
7	コスト分析(ABC)	49
8	患者のストーリー	61
9	認知エラー	69
10	プロフェッショナルとクライアント	81
11	医療・福祉現場の情動	89
12	医療現場のキャリアデザイン	93
13	アジアとメディカルツーリズム	97
14	医療の幻想から現実へ	125

[装幀] 東　雅之

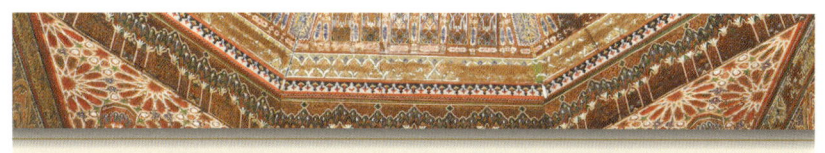

1 アドボカシー・マーケティング

ケース

　「あんしん病院」では、2013年に延べ1,000人以上の人工関節置換術を行いました。人工関節手術を受けた方にとっては、手術後の生活や活動レベルの制限、許容範囲などまったく未知の領域で生活しているわけです。

　医療者は、患者に対してサービス提供者としての知識や経験を提供しながら、手術の価値を持続できるように継続的にかかわっていくことが必要になります。手術の前には、担当医師が手術の詳細や予定時間,可能性のある合併症などのリスクなどを説明するのが普通ですが、これだけでは手術を受けるご本人もご家族も、治療の行程や流れなどについては、ほとんどイメージできていません。

　そこで、理学療法士や看護師、社会福祉士などが病院で作成したビデオや説明文書などを使って、標準的な入院経過、退院時の状態などを説明します。

　また、手術前にできる住宅改修なども提案し、退院後に不安なく自

(写真1-1)

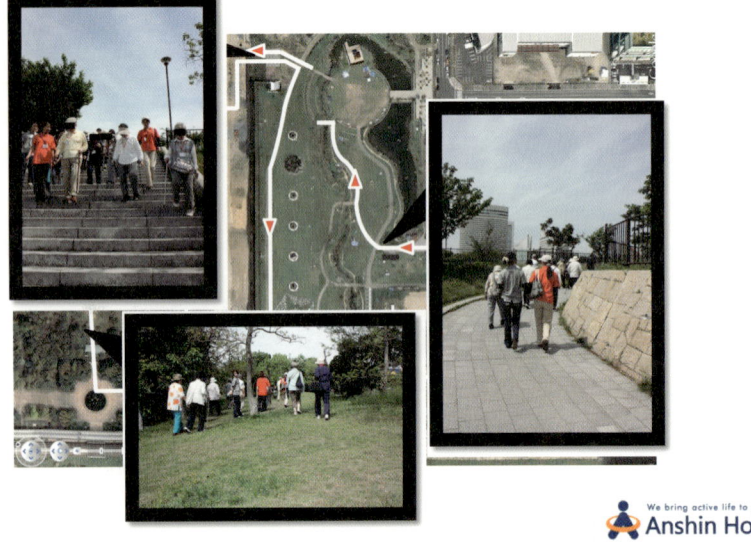

(人工関節置換術後3ヶ月経過した方々の「あんしん病院」の近くの公園までのミニツアー)

　宅での生活が始められるように準備します。退院後は、歩行能力のアップに向けてリハビリを行いながら、手術後3ヶ月経過した頃には病院のスタッフとともに、病院から近くの公園まで出かけて歩行能力のチェックを行うミニツアーに参加したり（写真1-1）、約1年経過する頃には、病院が主催する1日バスツアーに出かけます。
　このバスツアーでは、同じような手術を受けた人といっしょに絵画を鑑賞したり、季節の風景を楽しんだりしながら、病院のスタッフが歩行状態などをチェックします（写真1-2）。
　歩行能力の低下は、寝たきりや介護状態の始まりであり、その維持

1．アドボカシー・マーケティング

(写真1-2)

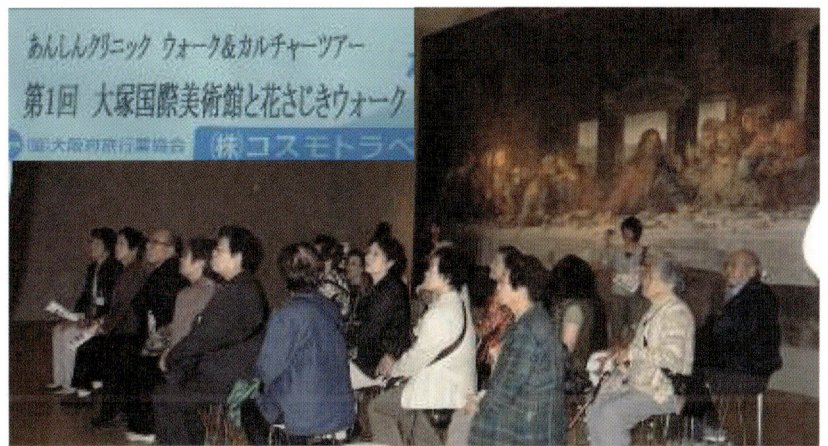

（人工関節置換術後の方々と鳴門の大塚美術館へのバスツアー）

は健康増進のためには必須なのです（最近では、骨や関節の障害や筋力の低下などの運動器の障害によって、介護や介助が必要な状態を「ロコモティブ・シンドローム」と呼んで、日本整形外科学会を中心にその予防に取り組んでいるところです）。

　膝などの関節が加齢とともに、関節の表面を被っている軟骨が消失、軟骨の下にある骨が露出し、痛みのために歩行能力が非常に低下した状態も、ロコモティブ・シンドロームの1つです。

　人工関節置換術というのは、こういう痛みの強い関節の表面を金属とポリエチレンで置き換えることによって、関節の痛みが軽減できる手術です。この手術を受ける患者から見れば、膝の痛みが解消できる治療を受けるという意味で、サービスを受けることになるわけです(写

3

(写真1-3)

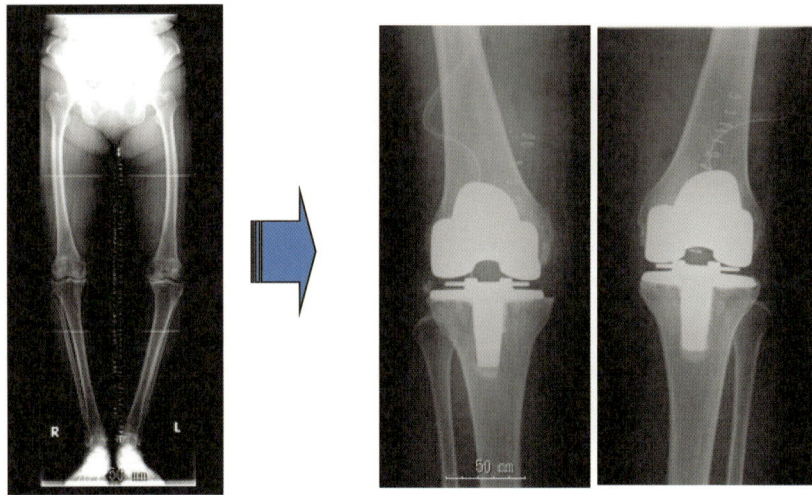

(人工関節置換術:膝の軟骨がすり減りO脚になっているのを金属とポリエチレンの人工関節に置換える手術)

真1-3)。

　サービスとは、ラブロックによると「2つの主体による経済活動、すなわち売り手と買い手の価値交換である」と定義されています。さらに、サービスのアウトプットは買い手である顧客(この場合は患者)も、共同生産者としての役割を担っています。

　「膝の痛みを取る」という治療は、売り手である「医療者」と買い手である「患者」との間において、「膝の痛みが取れる」という価値交換を行っているわけです。

　サービスは、物とは異なり在庫がなく、無形要素が価値を生み出し、可視化が困難で、顧客がサービスの共同生産者となり、時間も重要な

要素になるというような特徴があります。また、顧客そのものがサービスの価値そのものを左右することがあり、結果である価値がサービスを提供する人に依存したり、インプットが変動したりとアウトプットが変動したりします。

人工関節手術を受けるご本人にとっては、膝の痛みが取れるということで効用があるのですが、それだけではなく、膝の痛みがなくなることによって歩行能力が改善します。このことが、ご本人の生活にとっては、重要な意味があるのです。歩行能力の回復によって、生活の範囲が広くなります。

これは、人工関節による患者本人に対する「１次効用」です。

次に、痛みのためにご本人の生活をサポートしていたご家族が自由になります。現実の診察で多いのは、膝の手術が必要な70歳代のお母さんと仕事をしている50歳代の娘さんの組み合わせです。

お母さんは膝の痛みのために、移動に娘さんの助けを借りているのですが、娘さんがお母さんに「お母さんが自立して生活してくれないとわたしの仕事にも影響が出る」といって、積極的に手術を勧められます。すなわち、患者が自立できることによる家族や介護者に対する効用があります。筆者は、これを人工関節置換術の「２次効用」と考えています。

次に、ご本人が友人や趣味の仲間といっしょに、社会での生活が可能になります。たとえば、仲間や友人と食事に出かけたり、日本舞踊やフラダンスの仲間といっしょに、舞台に出たりすることができるようになります。これを「３次効用」と考えます。

(図表1-1)

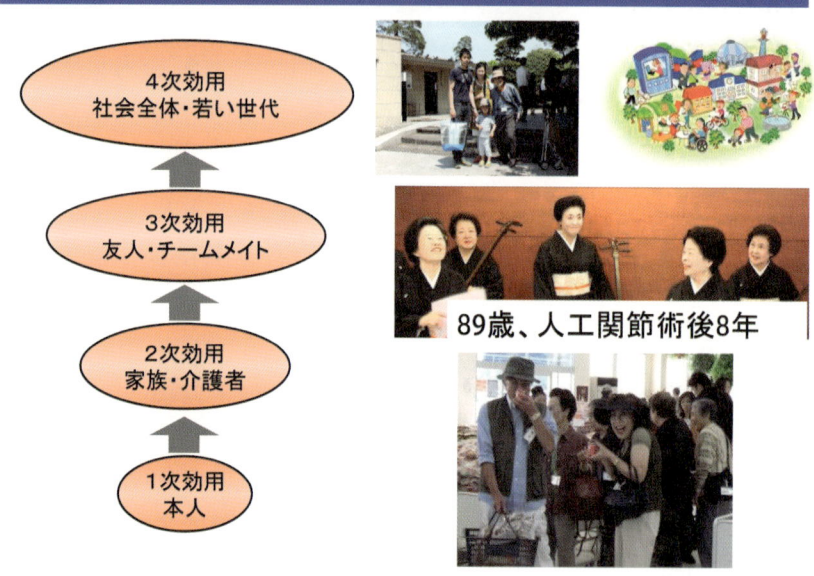

　さらに、自立した高齢の方が増えれば、社会全体の負担も軽減できるという、循環する多くの効用を生み出すことができるわけです。これを「4次効用」と考えます。人工関節手術という医療には、このような効用があるのです (図表1-1)。
　しかし、この人工関節置換術も患者がサービスの共同生産者なので、患者によって人工関節置換術の価値を左右したり、アウトプットが変動したりします。具体的には、人工関節手術そのものは1時間程度で終わりますが、歩行までには関節の可動範囲を広げたり、筋力を回復

1．アドボカシー・マーケティング

させるようなリハビリテーションが必須です。

　リハビリテーションは入院中だけでなく、退院後も含めて3ヶ月から6ヶ月程度継続して行っていきます。その経過で徐々に歩行能力が改善し、活動範囲がひろがっていくのです。したがって、患者の関与も手術から6ヶ月後、1年後、2年後、さらには10年後の活動レベルなど、人工関節手術というサービスにともなう価値に影響するのです。

　このように、人工関節手術の価値は、手術の前から手術の後何年も価値を生み出していくわけですが、そこにはサービスの価値交換を行った手術を、行った側と受けた側の2つの主体による継続的なかかわり合いが不可欠なのです。

　アドボカシー・マーケティングは、グレン・アーバンによると「顧客への支援（アドボカシー）を徹底することで、顧客の信頼を得ること」です。その背景には、インターネットの出現によって、組織や企業のサービスや製品は弱点も含めて、顧客や社会に何もかも知り尽くされるようになっているので、組織はいまや信頼を失っては継続できなくなっていることがあります。

　不特定多数を対象とした従来のプッシュ・プル型のマーケティングでは、顧客はすぐに真実や欠点を暴露し、それをインターネットなどで流すことが可能になっています。顧客との関係性を重視するリレーション型も不十分で、顧客を支援しながら、ともに信頼性を築いていくアドボカシー・マーケティングが、今後社会の中で生き残る戦略になるのです。

　この信頼性を獲得するために、アーバンは次の8つの要素をあげて

います。

1．透明性
2．製品・サービスの質
3．インセンティブ
4．顧客とのパートナーシップ
5．顧客との共同開発
6．製品比較やアドバイス
7．サプライチェーン
8．アドボカシーの浸透

　医療・福祉経営では、まさにこの8つの要素が信頼性を獲得するためには不可欠です。
　透明性とは、完全で偽りのない情報を提供することで、情報を隠したり歪めたりすることは早晩露呈し、信頼性を失うことになります。医療・福祉組織では、自らが提供するサービスや領域が不十分なためや医師の専門領域が不明確なために、結果的に正確でない情報を公開している場合があります。
　製品・サービスの質は、顧客の期待を満たすことができなければなりません。顧客との約束を果たせないほど、質の低い製品やサービスしかなければ、他の組織を紹介すべきです。
　医療では、専門領域の診察を受ける場合には、対診や紹介という形

で一般的に行われていますが、その一方で自らの領域でも、サービスの質を上げる努力が必要です。

インセンティブとは、組織の利益のためのインセンティブではなく、顧客や従業員のニーズを満たすことによって、組織と一致したインセンティブが必要です。医療では、患者が自立できることによって、まさに組織のサービスを社会に見せているわけです。

患者とのパートナーシップは、患者へのアドボカシーを通じて、患者が自分で問題を解決できるようにしていきます。人工関節手術という医療サービスは、リハビリなど患者が共同生産者となって価値を創造できるので、まさにパートナーシップは不可欠です。

顧客との共同開発は、顧客が製品を買うのではなく、コミュニティなどを通じて製品やサービスを共同で開発していきます。人工関節手術においても、患者が生活の中で不便に感じていることなどの情報が共同開発につながって行きます。製品比較やアドバイスは競合製品を正確に比較し、顧客とのコミュニティの中でアドバイスを得ることができます。

サプライチェーンは、製品やサービスに関係するあらゆるサプライチェーンのパートナーが、信頼形成に向けて機能します。医療では、地域連携などがそれにあたり、治療結果が良ければ、より強い信頼関係を構築することができるのです。

アドボカシーの浸透は組織のマーケティングを担当する部門だけでなく、製品を作る部門や製品開発、販売部門まで組織のあらゆる部門が、顧客のために信頼形成を図ることです。医療では、専門職だけで

なく事務部門はじめ、その組織の清掃部門や食堂のスタッフも含めて、患者との信頼構築にかかわることができるのです。

これらをまとめた「プッシュ・プル型、リレーションシップ型、アドボカシー型」を比較した表を提示しておきます（図表1-2）。

コトラーは、消費者を消費者との協働で、機能的・感情的・精神的価値を提供する価値主導のマーケティングをマーケティング3.0として、従来の製品中心のマーケティング1.0、消費者志向のマーケティング2.0から進化したものととらえています。

医療・福祉は本来、症状から診断、治療を行うという単純な取引ではなく、アドボカシー・マーケティングやマーケティング3.0で重要視されているように、患者との社会的文脈、関係性の中で信頼性を築きながら、価値を創造していくものであったはずです。そこに経営学を導入する際には、やはり社会での自らの組織が生み出し、生み出せる価値、患者との関係性、さらには従業員をはじめ地域社会など、あらゆるステークホルダーとの関係を十分に配慮した医療・福祉経営にしたいものです。

そのためには、手術後のミニツアーやバスツアーを通して手術を受けられた方々との継続的な関係の維持は、アドボカシー・マーケティングとして重要なのです（写真1-4）。

1．アドボカシー・マーケティング

（図表1-2）

1．透明性 　歪められた情報を提供したり、情報を隠したりする	P	R	A	1．透明性 　組織は完全で偏りのない情報を提供する
2．製品・サービスの質 　顧客に対する約束を果たせないほど質の低い製品やサービスを提供する		P	R A	2．製品・サービスの質 　最高級品の製品やサービスを提供することで、顧客の期待を満たす
3．インセンティブ 　顧客の利益ではなく、自社のためのインセンティブを持つ	P	R	A	3．インセンティブ 　従業員の信頼や顧客のニーズを満たすためのインセンティブを持つ
4．顧客とのパートナーシップ 　顧客の問題解決には手を貸さない	P	R	A	4．顧客とのパートナーシップ 　顧客への支援を通じて、顧客が自分で問題解決できるようにする
5．顧客との共同開発 　顧客は企業の作った「商品」を買う	P	R	A	5．顧客との共同開発 　顧客は個々にあるいはコミュニティを通じて製品開発に協力する
6．製品比較やアドバイス 　製品を比較しないか、一方的に比較する。アドバイスは行わない	P		R A	6．製品比較やアドバイス 　競合製品を正直に比較し、顧客を巻き込んだコミュニティを形成
7．サプライチェーン 　流通チャネルが信頼形成の妨げになる	P	R	A	7．サプライチェーン 　あらゆるサプライチェーンのパートナーが信頼形成に向けて機能する
8．アドボカシーの浸透 　マーケティング部門がサービスや製品を押し付ける	P	R	A	8．アドボカシーの浸透 　あらゆる部門が信頼形成のために機能する

P＝プッシュ・プル型　R＝リレーションシップ型　A＝アドボカシー型（アーバン、2006）

(写真1-4)

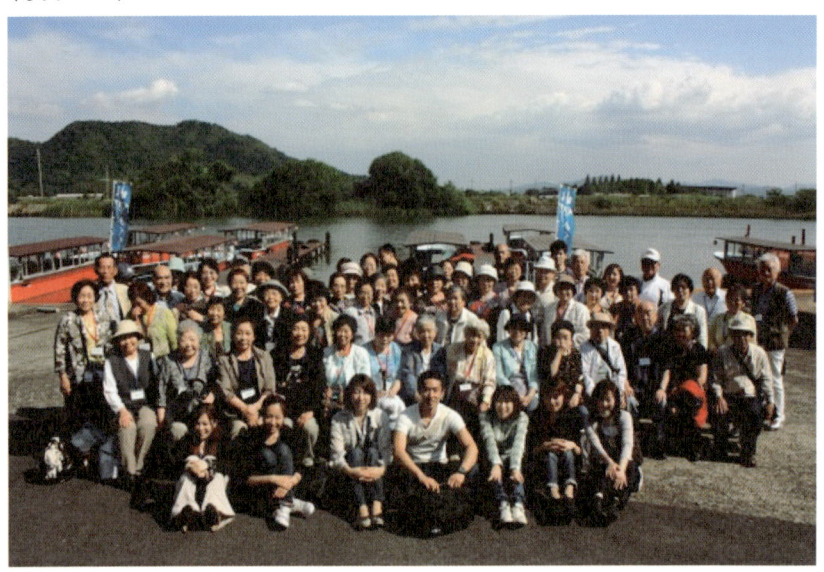

(人工関節置換術後6ヶ月経過した方々との近江八幡へのバスツアー)

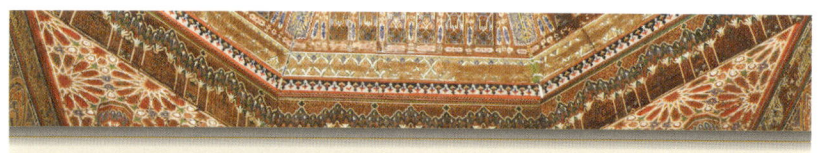

2 医師の思考過程

> ケース

　44歳の元来健康な男性が、腰痛のために近所の整形外科診療所を自分で歩いて受診した翌日に、発熱と腰痛が持続するということで、あんしん病院に救急車で搬送されました。前医では痛みが強かったようですが、神経麻痺などの理学的症状はなく、MRIやX線などの画像診断にも異常はなかったようです。ただ、その当日の夜には38度台の発熱があったとのことです。

　入院後の診察では、意識ははっきりしていました。この時点では37度に解熱していましたが、それまでに全身の著しい発汗が見られたとのことでした。剣状突起以下が完全麻痺で、両下肢ともに冷感が見られましたが、血流動態を表す足部の動脈は普通に触知できました。

　色調も、発熱のあとで体幹から下肢にかけては発赤などは見られず、発熱後のやや蒼白な色調でした。右の腰部に軽い痛みはありましたが、安静にしていればそれほどでもなく、腹部も肥満によって軽度膨隆している以外に痛みはありませんでした。

動けないということで、すでに導尿パックが留置されていましたが、尿はワイン様のやや暗い、透過性のある赤色を呈していました。
　半日程度で進行した両下肢麻痺で、通常の疾患ではないことは考えられましたが、前日のMRIやX線などの画像検査で、ここまで進行するような整形外科疾患が考えられないことや、発熱と尿の色が通常ではないことから、細菌感染など急激な病変があることが考えられました。
　この方は、すぐに高次救急病院に搬送しましたが、その数時間後には人工呼吸をしなければならない状態になったそうです。数日後に明らかになった血液培養から「溶連菌」が確認されたとのことで、「劇症型溶連菌感染症」だったようです。
　この間、ご本人、ご家族を含めた病歴聴取と身体診察の時間が約10分で、筆者はある程度の診断とそれに続く治療プランを決めたのですが、どのような思考過程、あるいは臨床推論で意思決定を行っているのでしょう。
　この方の場合、筆者の頭に浮かんだのは、過去に経験した2つのことです。
　1つは、阪神淡路大震災のとき、地震当日に筆者が見た多くの「クラッシュシンドローム」の方々の尿所見です。1995年1月17日に発生した阪神淡路大震災の時に、筆者は神戸大学病院の整形外科医でした。当日、5時46分に地震があり、郊外に住んでいたため自宅内の家具などが倒れたものの7時頃に自宅を出ました。
　7時半に病院に到着すると、すでに運び込まれてきた多くの患者さ

んに、当直医が対応していました。歩いて来られる方は応急処置程度で帰っていただいていましたが、畳や戸板に載せられて来られる方が昼頃まで続きました。多くの方々は、数時間家屋や家具などの下敷きになっていたそうで、上肢や下肢、腰部などが長時間圧迫されていたようです。

　皮膚には、特に変化はありませんでしたが、軽度の腫脹があるだけでした。ただし、圧迫された部分から末梢部分の完全な運動麻痺が見られました。X線が撮れたので、使える診断手技はX線と神経学的診断法でした。

　しかし、整形外科医が通常行っている神経分布にしたがった診断法には、まったく一致しない所見でした。神戸大学病院だけで、10人以上のそのような神経学的に説明できない方々が当日午前中に運び込まれていました。そのため、各診療科の病棟をお借りして、とりあえず入院していただき、動けないため導尿パックは留置していました。

　その日の午後になり、内科医といっしょに回診をすることになり、整形外科医が入院させた患者さんを見てもらっていましたが、その内科医が

「先生、この方々、いまに大変なことになるよ。この尿のワイン色を見て。おそらく、透析が必要になるけど、ここの病院では電気も水も来ていないから無理や。何とかせんと。」

と言われました。これがその後、筆者の頭を離れることのない「クラッシュ・シンドローム」だったのです。

　もう1つは、15〜16年前に経験した壊死性筋膜炎に類似した症状の

方です。その方も元来健康な60歳代の男性でしたが、左肩の痛みと発熱で発症し、原因が分からないまま意識消失を来たし、人工呼吸器を使わざるを得ない状態になりました。通常よりもかなり大量の抗生剤を使用しましたが、回復しませんでした。

　これらの2人の例が筆者の頭に浮かび上がりながら、この方は時間との戦いであると判断し、高次の救急病院に搬送するという意思決定を行ったのです。

　ジェローム・グループマンは『医者は現場でどう考えるか』の中で、自分がインターン時代に担当していた患者がベッドサイドでの診察直後、目の前で大動脈弁破裂を来たし、それをベテランの心臓病専門医がたまたまやって来て、聴診だけで診断し、緊急手術が必要であることを判断した例をあげています。救急の場などでの意思決定は、なんらかの「論理的思考」を行うのではなく、瞬時のパターン認識によるようです。

　患者との初対面や身体診察の間にも、いくつかの仮説的な診断を頭の中に描きながら、限られた情報に基づいて「迅速かつ省略的」に意思決定をしていくといいます。このような思考法を「ヒューリスティック」といいます。

　ドナルド・ショーンは『省察的実践とは何か』の中で、プロフェッショナルによる行為の中の省察では、自分自身の行為の中での省察については、言葉に表現できないような思考過程をしていることを指摘しています。実際には、このプロセスはパターン認識であるといわれています。

しかし、現場の医師はこのようにヒューリスティックな思考方法を行っているものの、そのような思考方法は医学部や看護学部の学生の教育では決して教えられません。また、現場の医師がこのような思考過程で逐次判断しているということ自体、教えられていません。

　マクウィニーによれば、通常の臨床の問題解決は、まず患者の問題について症状や話から手がかりを同定します。次に2～5個の仮説を立て、その仮説を検証するために、問診や検査などの探索を行いながら誤りを同定、修正しつつケア計画を意思決定するようです。

　岩田健太郎先生は『構造と診断』で、学生や初期研修医にプレゼンテーションをさせるときには、病歴や身体診察を省略させずに完全なプレゼンテーションを要求すると書いています。ショーンが指摘しているように、プロフェッショナルになるトレーニング中には、まずはこのような完全な情報収集スキルが重要なのでしょう。

　その次の段階で、ヒューリスティックな思考過程に移行していくものと思います。実際に、外来など臨床の現場ではヒューリスティックはよく使います。

　このような思考過程は、医師に特徴的かと思っていましたが、大阪市立大学の社会人学生とのセッションの中で、看護師も妊婦の不正出血や新生児の急変などの際には、現場ではこのような思考過程で業務を進める場合もあり、さらに福祉でも、早期に介入が必要な場面ではヒューリスティックな意思決定をすることがあるようです。

　ドナルド・ショーンが述べているように、プロフェッショナル、あるいは熟練者が実践での問題解決で行っていることは、既存の理論だ

けに基づいているのではなく、その人のわざ、アートに基づいた行為の中で省察を行っているのでしょう。

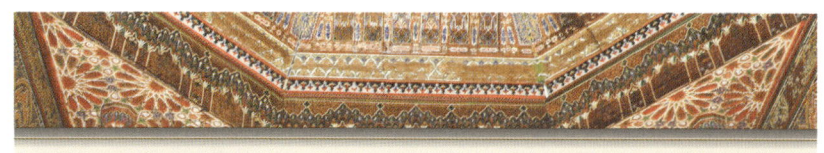

3 共通善

ケース

 「あんしん病院」は2007年の開設以来、"We bring active life to you"というミッションのもとに、スポーツ選手などの若年層から、日常生活に不便を来たしている高齢者までの腰、膝、肩などの必要な人の手術治療を事業領域と定義し、神戸を中心とする地域の方々を治療してきました。
 腰、膝、肩などの整形外科領域の治療の目的は、痛みや機能障害のために低下したスポーツや生活レベルを回復させることです。
 医療の中で、整形外科が担う領域は比較的狭く考えられていますが、人の移動能力、歩行能力を維持するためには、腰や関節などの運動器の機能維持は必須であり、高齢社会においては重要な専門領域です。2007年の開設以来2013年12月までに、約3,000人の人工関節手術、約1,300人の腰の手術を行いました。
 人工関節手術というのは、主に膝や股関節の治療に行われていますが、加齢や関節リウマチなどの炎症によって、関節の表面にある軟骨、

さらにはその深層にある骨が潰れるために痛くなり、歩行に支障が出てきたときに、関節の表面を金属とポリエチレンなどに置き換える手術です。手術によって関節が安定し、痛みがなくなり、歩行能力が回復するのです。
　腰の手術は、椎間板ヘルニアや腰部脊柱管狭窄症などが原因で、腰椎から出て下肢にいく神経が圧迫され、そのために痛みが出たり歩行障害を来たす状態に対して、神経を圧迫しているヘルニアを除去したり、不安定になっている2つ以上の腰椎間を固定して、神経の圧迫を取り除く手術などがあります。
　地域の方々にとっては、「あんしん病院」で行う手術治療によって歩行能力の回復が図れることや、それほど時間をかけず早期に仕事やスポーツに復帰できることが、意義あることになります。すなわち、社会の共通善である「いきいきと生活できること（アクティブ・ライフ）」を継続し、その獲得をサポートするのが「あんしん病院」のミッションなのです。
　すなわち、「あんしん病院」では、われわれ外科医の「知」を「あんしん病院」という「場」を通して、社会の「共通善」に変換しているのです（図表3-1）。
　厚生労働省の2011年の統計では、現在日本には8,655の病院があります。そのうち、設立主体別に見ると、公的病院は2,067、医療法人が開設している病院は5,718、個人病院は395、その他学校法人や社会福祉法人が475となっています。
　健康そのものが社会の共通善といえるので、歴史的に地域のインフ

(図表3-1)

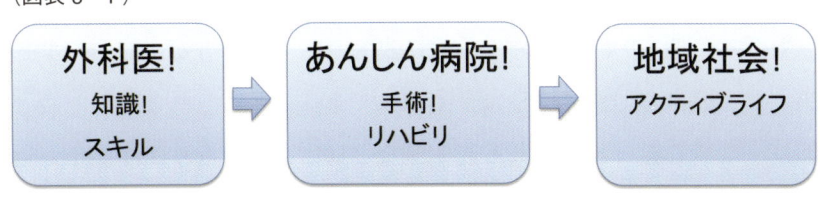

外科医の「知」を社会の「共通善」に変換

ラとしての役割を果たすため、特徴なく存在すること自体が共通善になっている病院が多いと思われます。しかし、医療は医療者を通して社会に価値が提供できるので、医療者の専門領域、技術や知識のレベルが異なれば、当然アウトプットとしての社会が受け取ることができる価値も変わってきます。

したがって、社会のインフラとしての機能を果たすだけでなく、社会の共通善として、それぞれの組織の医療者が提供できる医療を明示すべき時期になっているのかもしれません。

近年、医療崩壊という言葉に代表されるように、病院で勤務する医師を維持できなくなってきています。

たとえば、産婦人科を閉鎖せざるを得なかったり、小児科医を確保できずに、閉鎖せざるを得ない病院が出てきています。そのために、病院などの大規模な医療組織は、自らの提供できる医療を定義するこ

とが困難になっています。

　むしろ、個人の医療技術を前面に出せる診療所の方が、社会の共通善としての自らの機能や役割を明確にできるのかもしれません。たとえば、看取りを行ってくれる在宅医などは、在宅看取りが増加する近い将来に向けて必要な医療だといえるでしょう。

　現在の日本では、大病院であれ診療所であれ、地域という文脈の中で、自らの持っている「知」が何であるか再確認した上で、それをいかにすれば社会の「共通善」に変換できるのか、そのためには、どのような戦略や資源が必要なのか、再度考えてみる時期にきているのかもしれません。

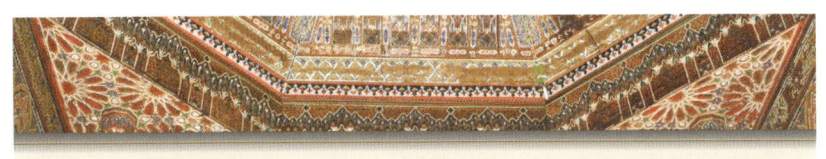

4 組織学習

■ケース

　「あんしんクリニック」は、2013年4月に、54階建て640戸の高層マンションに隣接した商業棟である「神戸三宮シティタワープラザ」がオープンすると同時に、500坪のワンフロアーを賃貸してオープンしました。2007年10月に神戸ポートアイランドにオープンした旧あんしんクリニックが、2013年1月から39床に増床して、「あんしん病院」になったために、その外来部門を移転したのです。

　同時に、機能的には神戸、明石で個人クリニックを展開していた整形外科医が、より設備を充実させたクリニックで外来診療、すなわち整形外科のプライマリーケアを行おうということです。一般に、個人開業の整形外科クリニックというのは、診断と手術以外のいわゆる「保存的治療」というプライマリーケアが中心で、画像診断機器としてはX線装置と、せいぜい超音波装置程度を使いながら診断し、治療計画を立てて行きます。

　元来、整形外科では、骨折などの外傷を扱うことが多かったのです

が、安全面の改善から労災事故や交通事故が減少し、一方、人口構造が高齢化してきた現在では、膝や腰の痛みなどの慢性的な症状の患者が増加しています。運動器の障害によって、歩行や移動などの生活に支障を来たす機能的な障害を避けたいというのが、現在の日本での多くの方々の望みなのです。

したがって、骨だけでなく関節、筋肉、神経などの運動器全般を扱う整形外科は、従来簡便に使われていたX線による骨の描出以外に、神経や靭帯などのいわゆる軟部組織の描出に優れた「MRI」は、関節や神経の診断においても、必須の検査になってきています。

また、断面像だけでなく、ソフトウェアの発展によって3次元的な構築画像が容易に得られる「CT」も、診断には非常に重要な役割を果たすようになっています。しかし、MRIやCTは高額なので、一般の個人クリニックでは設備投資できず、近隣の病院などの施設を利用するのが普通です。

あるいは、いわゆる医療モールにMRIやCTなどを備えた画像診断を専門とするクリニックができ、モール内のクリニックの画像診断を請け負ったりするわけです。しかし、画像診断は血液検査とは違い、患者自身が画像診断のためだけに別施設に行かなければならず、時間的、金銭的な患者の負担は大きくなります。

「あんしんクリニック」には、2台のX線撮影装置以外にMRIを2台とCT、骨粗鬆症の画像診断装置、X線透視装置、超音波2台を設置しています。当初は、個人クリニックの単なる規模の拡大と考えており、機能的にはプライマリーケアを行う施設ととらえていました。

MRIを2台入れたのは、医師が直ちに画像診断をできるためです。すなわち、治療プランがその場で決定でき、直ちに理学療法などの治療を開始することが可能で、1～2週間後の次回の受診時には、治療効果をチェックできるようになるわけです。

　この設備投資は、個人クリニックを単に大規模にしたというだけでないイノベーションをもたらしました。その1つが、骨粗鬆症に伴う脊椎の圧迫骨折に対してBKP（バルーン・カイフォ・プラスティ、椎体形成術）という治療法です。

　今までは、圧迫骨折の痛みがあっても鎮痛剤などの対症療法で、痛みのために生活のレベルを制限せざるを得なかったのですが、BKPによって自立した生活ができるようになります。圧迫骨折の中で、BKPをすれば痛みが取れる骨折の診断に、MRIやCTが必須なのです。

　X線だけ撮影していれば、圧迫骨折によって脊椎が変形しているのは読み取れます。X線だけがある多くの診療所では、この段階で安静を指導したり、鎮痛剤等での治療や温熱療法を行うことになります。

　患者は、医師に圧迫骨折があることを診断され、そのために痛みがあり、治療としての鎮痛剤や温熱療法を提示されると、痛みがあるのは当たり前で、治療を継続していくと、いつかは痛みが取れるものだと考えます。しかし、痛みの原因になっている圧迫骨折を起こし、変形した脊椎の中に、BKPで痛みが取れるものがあることは、MRIやCTで診断可能なのです。

　MRIやCTが診断にすぐに使えるということは、痛くて来院した患者に撮影のために再度受診させたり、撮影のために他の医療施設に行

かせることなく、その場でBKPで痛みが取れる圧迫骨折かどうかが判断できることになります。

　また、BKPそのものは、全身麻酔は必要なものの30分程度で終わる手術なので、早期に手術計画をすることができます。

　「あんしんクリニック」と他の個人クリニックとの違いは、「あんしんクリニック」は「あんしん病院」という手術を行う施設をもっていることです。そのために手術の必要な場合は、「あんしんクリニック」での診断に連続して「あんしん病院」で手術による治療を行うことができます。

　また、多数の診療科を有する大規模病院との違いは、「あんしん病院」は整形外科に特化しているので、どの日にでも手術を計画することができます。当初、「あんしんクリニック」に２台のMRIやCTを導入したのは、早期に診断を行い、治療プランを決定することまでを意図したものでしたが、BKPという治療手技を学習することによって、単に個人クリニックを大規模にしたクリニックではない早期の治療、自立まで至る新たな機能を創造することができたわけです。

　組織の成長は、時間軸でぶれることのない理念あるいは社会に対するミッションのもとに、現状の把握から将来の組織像であるビジョンに向けてドライブしていく成長経路をとります。ビジョンは、社会のニーズやウォンツを見据えつつ、自らの組織の価値を持続的に創造し、戦略資産を蓄積、循環させ、最終的な姿に向けてシナリオを描きながら、適宜修正していくことになるのです（図表４-１）。

4．組織学習

（図表4-1）

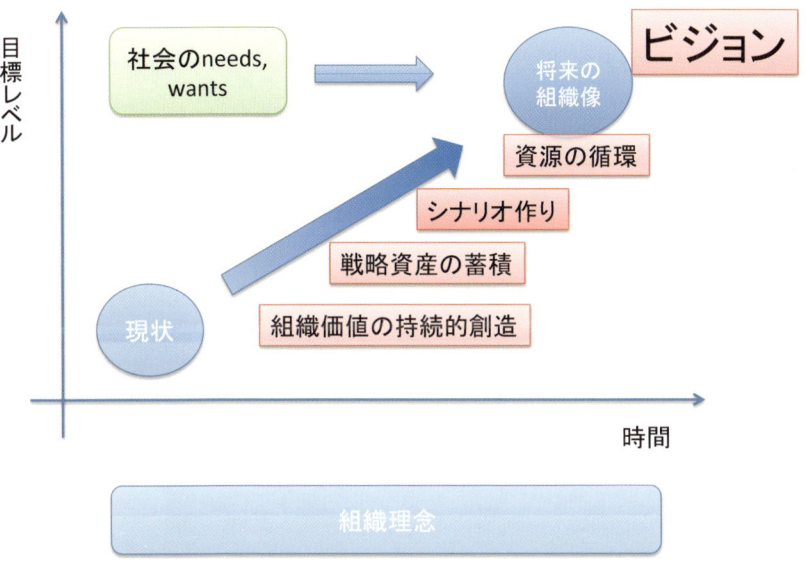

　組織の創造から始まる成長過程には、革新、改革などの連続的なものから、不連続なイノベーションによる成長があります。組織には、成長過程でどうしても"おり"がたまり、ムダやムラが生じたり、前例主義、横並び主義、リスク回避主義、通念重視主義など、硬直化してきます。
　このような"おり"は新たな成長のさまたげになるので、時間軸のどこかで一掃しなければ、組織は停滞あるいは衰退していくのです(図表4-2)。
　適応学習とは、連続的な成長過程で組織の文脈において、制約の中

27

(図表4-2)

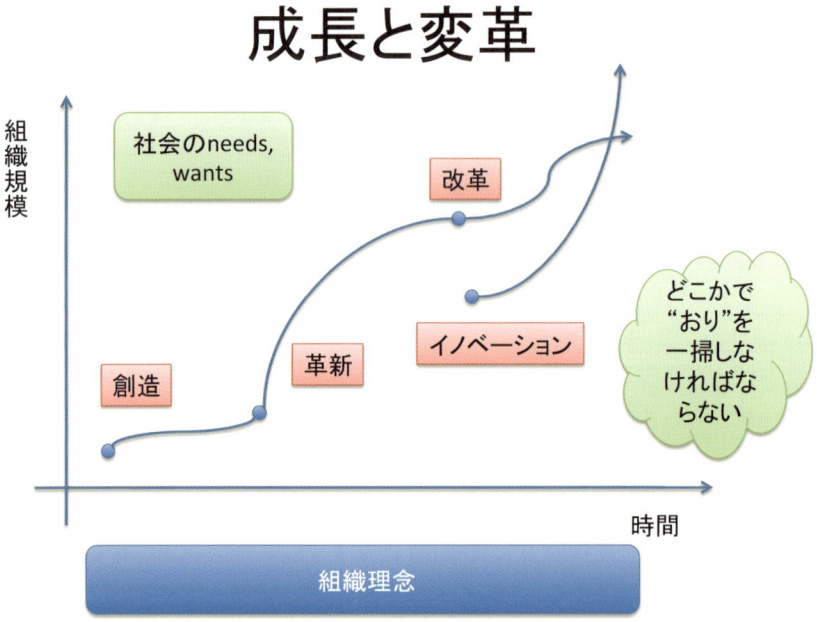

で逐次的・漸増的に学習するものです。変革や革新の源になりますが、組織の文脈や制約を所与としているために、新たな成長機会を見逃す可能性があります。

　一方、発生学習とは、組織がその成長過程で維持、獲得してきた顧客・能力・戦略などの仮定を疑問視することから始め、組織の仕組みや社会との関係を再構築するために学習します。したがって、発生学習は、組織にとって不連続な成長過程をたどり、イノベーションをもたらします。

　適応学習は、組織の成長のためでありながら、それが目的化してし

（図表4-3）

組織学習

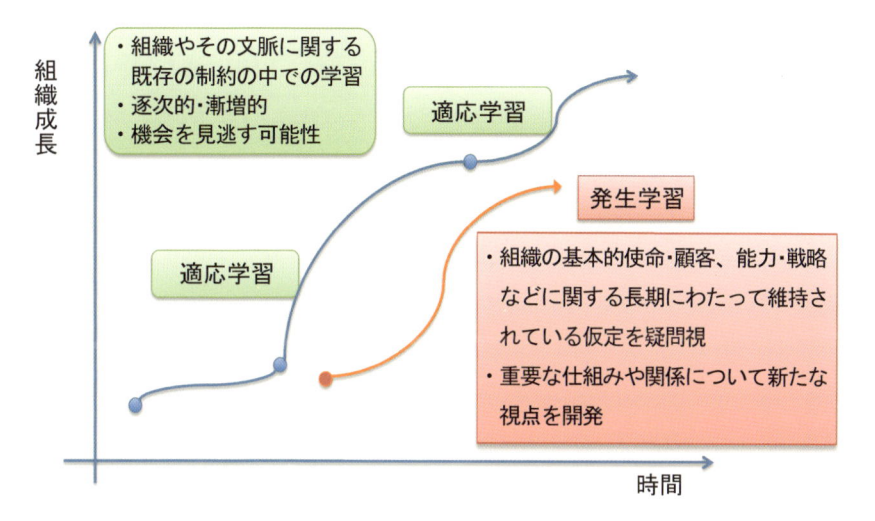

組織成長 ↑

- 組織やその文脈に関する既存の制約の中での学習
- 逐次的・漸増的
- 機会を見逃す可能性

適応学習

適応学習

発生学習

- 組織の基本的使命・顧客、能力・戦略などに関する長期にわたって維持されている仮定を疑問視
- 重要な仕組みや関係について新たな視点を開発

時間 →

まうとPDCAサイクルをまわしながらも、組織にとっても個人にとっても成長につながらず、柔軟性に欠け硬直化の原因になっていきます。業務改善委員会が前年に出したプロジェクトを、翌年も他の部署から同じようなプロジェクトが出され、PDCAサイクルには載せるものの、業務の改善にはつながっていかないというようなことは、現実にはよくあることです。

　発生学習は、トヨタ自動車が現状への危機感から未来に通じるハイブリッドカー「プリウス」を開発したように[※1]意図して行われるこ

※1　野中郁次郎・遠山亮子・平田透『流れを経営する』東洋経済新報社、2010、p130

ともあれば、適応学習のつもりが社会のニーズやウォンツが予測したものとは異なり、発生学習となることもあります。

「あんしんクリニック」でのMRIやCTによる早期診断は、組織の拡大と成長に伴う適応学習だったわけですが、BKPという圧迫骨折に対する治療手技の導入によって、これまで痛みのある生活を強要されていた人々の生活レベルを改善するという価値を創造した発生学習になったわけです（図表4-3）。

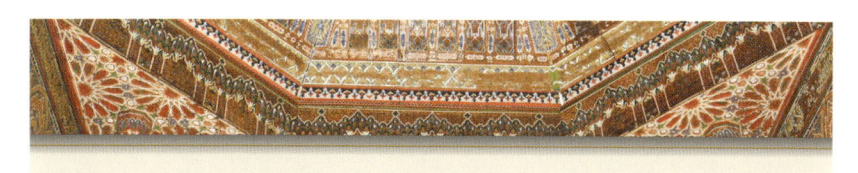

5 プライマリーケア

　2013年9月25日に母が他界しました。7年前から肝臓がんの治療を受けながら、ほぼ通常の生活ができていました。2013年3月には、神戸に来て20歳前後になった5人の孫たちといっしょに、本人の82歳の誕生日の食事会を楽しみました。

　その後、5月には脊椎転移が出現し、痛みのために入院しましたが、放射線治療で痛みは消失し、麻痺もなく6月、7月と自宅に帰っていました。8月になると、食事や自宅内での移動も困難になってきましたが、隣が医院だったので、そこに点滴に行ったりしながら過ごせていました。

　9月になると、いよいよ自宅での入浴や排泄ができなくなり、ホスピスに入院し、3週間足らずののちに永眠しました。自宅とは別の場所で事業を行っている弟夫婦がいっしょに住んでいたのですが、自宅を離れていることが多く、母の介護などは、ほとんどできませんでした。

　たまたま、隣の医師が往診に来てくれたり、入院のときには本人の病気の進行状況だけでなく、家族の状況も考えてアドバイスをしてい

ただきました。

　大学病院や急性期病院で勤務していると、地域のクリニックの医師の業務はよくわかっていませんでしたが、患者の家族として、この医師がプライマリーケア医あるいは在宅医、家庭医として、母の看取りにかかわっていただけたのは非常に助かりました。

　駅のホームに立って、通過する特急電車の中の人を見分けるのがプライマリーケアの仕事である、とグループマンが表現しています。
　このように、プライマリーケアの役割は、痛みなど症状を持って診察に訪れる人を、緊急性や重症度を考慮しながら治療プランへと導いていくことです。しかし日本では、現実には診察に訪れる人を症状だけなのか、疾患があるのかを見極めることが、クリニックレベルでのプライマリーケアになります。
　整形外科に特化している「あんしん病院」では、月に約300人の手術治療を行いますが、そのうち200人は「あんしんクリニック」を受診し、診断および治療プランとしての手術を選択された方です。「あんしんクリニック」には、月に約1,000人の新規の患者が訪れます。
　大雑把に見積もると、20％が手術治療になり、あとの80％の人は手術以外の治療または鎮痛剤や筋力トレーニングなどで、症状の推移のみ見守れば軽快する、いわゆる「疾患のない」受診者になります。もちろん、日本では国民皆保険のもと、医療施設はフリーアクセスなので、「疾患がない」ことを診断した検査などは、病名をつけて保険請求することにはなりますが、実際には「疾患がない」のです。

マクウィニーによると、家庭医を訪れる人のうち12％は腰痛や膝痛などの整形外科的な症状です。したがって、整形外科が専門で、かつプライマリーケアを行っている「あんしんクリニック」は、患者にとってはその機能がわかりやすく、自分の症状から選択しやすいのでしょう。

　現在、整形外科学会などの各学会が臓器別に細分化してきた専門医を、厚労省が「専門医の在り方に関する検討会」で検討し、平成25年4月に報告書が出され、平成29～32年頃には、新しい制度ができることになっています。
　これは、今までの専門医制度そのものが各学会が独自の制度を作り、乱立した学会ごとに認定基準を作ったために統一されておらず、専門医の能力について医師と国民との間にギャップがあることや、国民にとって専門医そのものの制度がわかりにくいことが理由にあげられています。
　そのために、今回はメディアにもてはやされるような「神の手を持つ医師」や「スーパードクター」を意味するのではなく、「患者から信頼される標準的な医療を提供できる医師」として、質の高い良質の医療を提供できる専門医を認定し、プロフェッショナル・オートノミーを基盤として、専門医の在り方を医療供給体制の改善から適宜見直していくことになっています。
　その中で、日常的に頻度が高く、幅広い領域の疾病と傷害等について、プライマリーケアと継続医療を行う「総合診療医」が、「総合診

療専門医」として現在、日本専門医制評価・認定機構が認定している18領域に加えて、19番目の専門医として設けられる予定です。「総合診療医」を設ける理由は、以下のようにあげられています。

① 特定の臓器や疾患に限定することなく、幅広い視野で患者を診ること。
② 複数の疾患等の問題を抱える患者にとっては、複数の専門医の診療よりも、総合的な診療能力のある医師の方が適切な場合がある。
③ 地域では、慢性疾患や心理社会的な問題に、継続的にケアが必要な患者が多い。
④ 高齢化に伴い、特定の臓器や疾患を超えた多様な問題を抱える患者が今後も増えること。

現在、地域の病院や診療所の医師が、かかりつけ医として地域の医療を支えていますが、健康にかかわる問題について適切な初期対応等が受けられるためには、総合的な診療能力を有する医師が必要で、これを専門医制度の中の1つにしようということです（図表5-1）。

したがって、家庭医、在宅医、プライマリーケア医、一般診療（ジェネラルプラクティス）医、かかりつけ医など呼称が混乱していますが、社会的な背景も含めて、臓器にかかわらず全人的に適切な初期医療と、必要に応じた継続医療を提供する専門領域として「総合診療医」があり、診療の場が病院やクリニックや患者の家庭や介護施設になるのです。

歴史的には、もともとジェネラルであった医師は、20世紀になると

(図表5-1)

総合力・教育力の連鎖が必要な医療の国情　3）医師の役割の変化
日本では、ほとんどが当初、専門医となり、
その後、多くが50歳前後までに総合的役割に転じている。

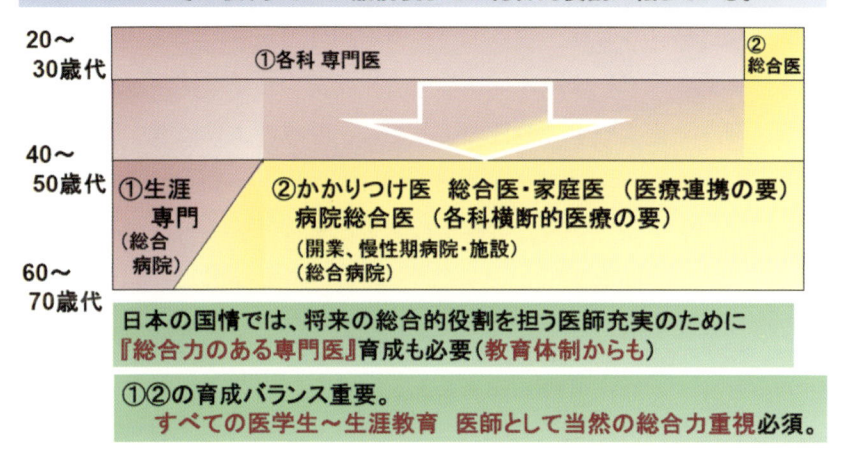

20～30歳代	①各科 専門医	②総合医
40～50歳代	①生涯専門（総合病院）	②かかりつけ医　総合医・家庭医（医療連携の要） 病院総合医（各科横断的医療の要） （開業、慢性期病院・施設） （総合病院）
60～70歳代		

日本の国情では、将来の総合的役割を担う医師充実のために
『総合力のある専門医』育成も必要（教育体制からも）

①②の育成バランス重要。
すべての医学生～生涯教育　医師として当然の総合力重視必須。

長谷川仁志（秋田大学医学部総合地域医療推進講座医学教育部）『専門医の在り方に関する検討会報告書』

　専門細分化されていきました。日本では、外科、内科から脳神経外科、消化器内科などのように、大学に臓器別の診療科目が講座として分離、設置され、それに伴って専門領域が細分化されてきました。

　日本の一般的な医師のキャリアでは、ほとんどの医師が、まずは病院での専門医となります。その後は、そのまま専門医のまま病院で勤務を続ける医師がいる一方、専門領域を標榜しながらも、開業医として総合診療医的な領域まで広げながら、地域に根ざしている医師もいます（図表5-1）。

　また、診療科の中でも、さらにサブスペシャルティーといわれる細

分化が進んでいます。たとえば、整形外科ではさらに膝関節外科、股関節外科、手外科、足外科などの部位別の専門領域や、外傷、スポーツ医学などが細分化されています。

しかし、細分化された時代では、隣の領域のことがあまりにも見えなくなってきます。たとえば、スポーツ医学の領域では、対象となるのはスポーツ選手です。競技によっては、野球のように肩や肘の傷害が多かったり、サッカーやバスケットボールのように膝の傷害が多かったりしますが、スポーツ選手はあらゆるけがをする可能性があります。

また、重要なゲームの前には、心理的なストレスを過敏に受ける選手がいたり、普通の感冒などのありふれた病気にもかかります。したがって、スポーツチームをケアするスポーツドクターは、プライマリーケアにも精通しておくことが不可欠になります。

その一方で、自分の専門領域の膝関節外科や肩、肘関節外科にも精通しておかなければならないことになるのです。

このように専門細分化が進んだ後には、その患者なりスポーツ選手を全人的に診ることのできる新たなジェネラリストが必要になります。しかし、新しいジェネラリストは、歴史的に古いジェネラリストとは違い、明確に機能を定義され、さらに周辺の多職種とも協働して、プライマリーケアや継続的なケアを提供することになります。

これが、日本でもこれから一般化される予定の「総合診療医」の姿なのです。そして、コミュニティにとって、あるいはサービスを提供される患者にとっては、必要な機能なのです。

マクウィニーは、経営学の領域でよく引用される「暗黙知」を提唱したポランニーの科学的知識の性質の研究から、プライマリーケア医の獲得すべき「知」として、「分離した部分を見るのではなく、秩序を認識」し、「その部分が全体の中でどう組織化していくかという直感」が全人的なアプローチには重要で、医師は患者の観察者であると同時に、自分自身と患者の両者を上位で観察することのできるメタ観察者でなければならない、と述べています。

　野中郁次郎のSECIモデルでいえば、プライマリーケア医、あるいは「総合診療医」の患者や家族、地域コミュニティに対する「暗黙知」を在宅医療にかかわる看護師、ケアマネージャー、ソーシャルワーカーなど多職種との協働において、暗黙知から暗黙知へ共同化し、暗黙知から形式知へ表出化し、形式知を連結化し、さらに形式知から暗黙知に内面化することによって、地域で信頼、安心できるプライマリーケアや在宅医療ができるようになるのです（図表5-2）。

　患者や家族を支援しながら、健康な生活をサポートしたり、病気に取り組むことでloyaltyを獲得できます。これは、サービス・マーケティング論からいえば、1で説明した、アーバンの言う「アドボカシー・マーケティング」あるいは「コトラーのマーケティング3.0」にあたります。

　疾患が生じたときに、そのつど専門医を選択して治療を受けることも必要ですが、信頼できるプライマリーケア医、あるいは「総合診療医」がいることは、社会にとっては価値あることになります。

　実際に、他医で5年前と3年前に、腰のヘルニアの手術を2回受け

(図表5-2)

■多職種協働による在宅チーム医療を担う人材育成事業

25年度予算 100百万円

■本事業の目的

○ 在宅医療においては、医師、歯科医師、薬剤師、看護師、リハビリ職種、ケアマネジャー、介護士などの医療福祉従事者がお互いの専門的な知識を活かしながらチームとなって患者・家族をサポートしていく体制を構築することが重要である

○ 国が、都道府県リーダーに対して、在宅医療を担う多職種がチームとして協働するための講習を行う(都道府県リーダー研修)

○ 都道府県リーダーが、地域リーダーに対して、各地域の実情やニーズに応じた研修プログラムの策定を念頭に置いた講習を行う(地域リーダー研修)

○ 地域リーダーは、各地域の実情や教育ニーズに合ったプログラムを策定し、それに沿って各市区町村で地域の多職種への研修を行う。これらを通して、患者が何処にいても医療と介護が連携したサポートを受けることができる体制構築を目指す

※WHO(世界保健機関)は、「多職種協働のためには、多職種の研修が必要である」と推奨している。(2002年)

■都道府県の役割
・都道府県リーダーとなりうる地域の在宅医療関係者の推薦
・都道府県リーダー研修への参加
・地域リーダー研修の実施

■都道府県リーダー研修(国が、47都道府県に委託して実施)
(国立長寿医療研究センターが、各都道府県で中心的な役割を担う人(都道府県の行政担当者や地域の在宅医療関係者)に対して、リーダー講習会を行うための研修を実施)

■地域リーダー研修(国が、約150人の地域リーダーを養成 (医師・歯科医師・薬剤師・看護師・リハビリ職種、ケアマネジャー等の職能別に市町村自立型で研修に参加)
・プログラム策定方法に関する研修
・教育展開の手法に関する研修

24年度はここまで

■地域リーダーによる地域の多職種に対する研修
○ 地域指導者は、各地域の実情や教育ニーズに合ったプログラムを策定
○ 策定されたプログラムに沿って、市町村の多職種を対象に研修を実施

平成25年度

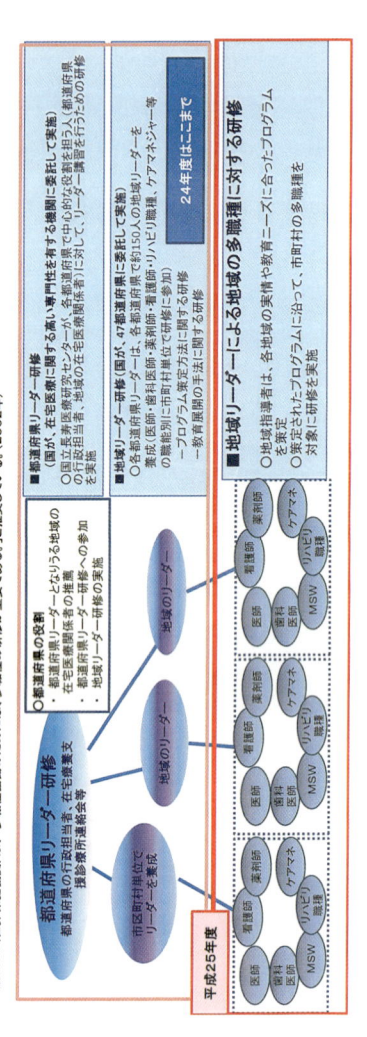

厚生労働省資料:「多職種協働による在宅チーム医療を担う人材育成事業」(厚生労働省在宅医療・介護推進プロジェクトチーム「在宅医療・介護の推進について」より抜粋)

た77歳の男性が来られました。手術後の経過はよかったのですが、また腰痛と下肢痛が再発したとのことです。

　診察上では、痛みは手術をしたさらに上のレベルの神経の症状でしたが、MRIではそれほどの圧迫はなかったので、くすりやリハビリなどを行うことにしました。よく話を聞くと、息子さんといっしょに住んでおられ、筆者はその息子さんの肩を約15年前に手術していました。

　その息子さんは、肩の手術後、学校の教師に復帰されていましたが、4年前にそのまた息子さん（つまりお孫さん）が膝を怪我して、これも筆者が手術をしていました。そのために、腰の痛みが出たときに、手術を受けた病院に行くよりも、筆者のところに行くように息子さんが勧めたとのことでした。

　この患者さんの家族にすれば、筆者のことを整形外科領域に関してはプライマリーケア医として見ており、筆者の側から見れば、loyaltyを獲得しながら、この家族の経過をある程度理解し、そのつど問題の解決策を見いだしていく「アドボカシー・マーケティング」を行っているのです。

　通常のプライマリーケア医と異なるのは、手術が必要になれば、専門医としての役割に自分自身を転換するということです。

　このように、整形外科クリニックは、プライマリーケア医としての役割が非常に高くなっているのが現状なのです。

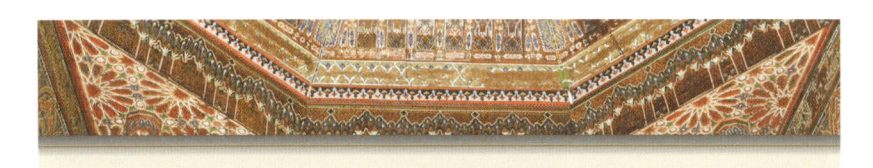

6 ソーシャル・キャピタル

　「あんしん病院」のある理学療法士が、自分のキャリアと病院が取り組んでいる「手術後の歩行能力の改善」の研究を進めるために、大学院で研究したいと言ってきました。その理学療法士は35歳で、理学療法士としての経験年数は6年です。

　大学の理学療法学科を卒業後、京都大学大学院でひととおり研究し、理学療法修士を取得しています。そのようなキャリアなので、過去年に2回程度は学会で発表し、論文も執筆しています。

　一方、「あんしん病院」で手術を行った患者さんの歩行能力改善に向けては、まだまだ取り組まなければならないことがたくさんあります。人工関節手術であれば、6日目につえ歩行で退院しますが、単に自然科学としての理学療法学の視点だけでなく、住宅環境や家庭環境など、それぞれの患者さんの背景が異なる中で、多様な視点からタイムリーに解決すべきことがあります。

　そのような多様性は、演繹的な理学療法学からだけでは解決することは困難です。人を対象とする医療において、本人が理学療法学修士として学んできたことを応用していく上で、もう一歩前進したいとい

うことで、大学院での研究を求めてきました。

　自分のしたい研究領域を指導できる大学院の教員を探し、仕事を継続しながら学び、研究できる環境を見つけてきました。その研究室は広島にある大学で、週に1度ずつ通学するとしても、神戸からは少し距離があることで、どうしようか迷っていますと言ってきました。

　その時は、それ以上の情報がなかったので、その他に神戸から容易に通学できる範囲でも検討してみます、ということで終わったのですが、一度その広島の先生の履歴でもわかれば、筆者に見せてくれるように伝えていました。

　すると、翌日その理学療法士が、筆者に電子メールで広島の先生の履歴書を添付してきました。現在46歳の先生の履歴書を見ると、大学の先生なので論文や発表などもたくさんあるのですが、それよりも約10年前に、アメリカ留学中に研究だけでなく、英語の文章や発音のスキルアップのために、週1回ずつの教室に通っていたことが書かれていました。

　筆者には、この人が自分のキャリアを節目節目で自分でデザインして、現在に至っているのが見えてきました。また、今後の研究も、その理学療法士のめざす方向に一致していたので、「この人はすごいよ」と電子メールで返事をしたところ、「どのあたりがすごいのですか？」と返事がきました。

　筆者が、

「この人は、自分でめざすべき方向をデザインしている研究者でしょう。組織の成長には、資本を投入していかなければなりません。医療

組織で成長に向けて必要になる資本は、メディカル・キャピタルとソーシャル・キャピタルです（ファイナンスは、今の社会構造からはそれほど苦労しなくても得ることができます）。

　ソーシャル・キャピタルは、患者さんや同業者をはじめ、ステークホルダーの人との出会いの中から生まれます。その時に、出会った組織内の人の感性や視点が、将来の組織の成長につながります。

　もちろん、各医療施設が毎年出している"年報"などに掲載されている論文の数など、測定できるものもありますが、基本的には測定できません。社会に"思い"を持って生きている人、きちんと自分のキャリアをデザインして、かつ節目節目で修正できるバランス感覚のある人の生き様は、きっと学ぶべきものがあるはずです。」
という返事を出しました（図表6-1）。

　ソーシャル・キャピタルは、1980年代以降、研究が進められています。ナン・リンによれば、「行為者が属するネットワークやグループにおける成員同士のつながりと、そのネットワークやグループ内に存在する資源へのアクセスとなる社会的資産」と見なされています。

　これは、「何を知っているかではなく、誰を知っているかが重要だ」ということで、ソーシャル・キャピタルが、個人や組織にとって何らかのメリットがあることを言い表しています。

　石田光規によれば、ソーシャル・キャピタル研究の1つの流れは、「人であれ集団であれ、何らかの『個』としての存在とその周囲を取り巻く社会関係やネットワークとの関連に注目し、後者が前者にもたらす便益について」であり、もう1つの流れは「ある集団、地域、国

(図表6-1)

医療組織の資本（Capital）

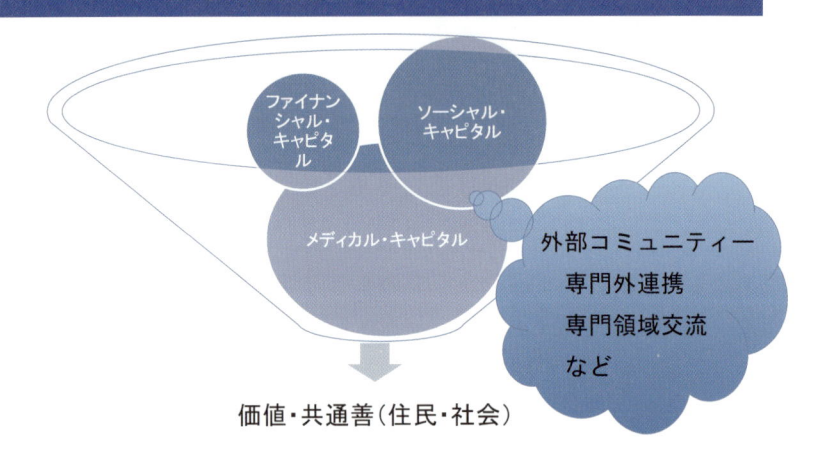

- ファイナンシャル・キャピタル
- ソーシャル・キャピタル
- メディカル・キャピタル

外部コミュニティー
専門外連携
専門領域交流
など

価値・共通善（住民・社会）

に属するメンバーが共有する財」としてのものです。

　前者の視点では、どんな医療組織も、単独では社会のニーズすべてに対応することは不可能であり、また、地域での連携を重視する現在の医療制度では、自組織と地域内外でのネットワークが組織のパフォーマンスにかかわってきます。また、地域連携においては、患者や家族、地域の視点でのネットワークが不可欠で、トップマネージャー同士の顔を合わせられる関係づくりや、ソーシャルワーカーなど、お互いのカウンターパートとの顔を合わせた"つながり"が重要になります。

　また、同業者同士の学会などを通じた情報交換・情報共有や、スポーツ医学の分野でいえば、地域のスポーツチームや学校の指導者、父兄

との関係づくりが重要です。

　筆者は、現在の医療組織のキャピタルを前ページの図表6−1のように考えていますが、医療組織としてまず重要なのは、メディカル・キャピタルだと思います。事業定義にも関係しますが、自組織がどのような医療領域で医療サービスを提供するのかは、設備をはじめ、医師のスキルや医療チームの持つキャピタルで規定されます。

　しかし、次に重要視すべきは、ソーシャル・キャピタルだと考えています。自組織の持つメディカル・キャピタルを社会に提供していくためには、ソーシャル・キャピタルが必要になります。また、組織の成長を促していくのも、成長とともに大きくなっていくのも、ソーシャル・キャピタルでしょう。

　一方、後者の視点では、2013年厚生労働省から発表された『健康日本21』（第2次）の中でも、「健康寿命の延伸・健康格差の縮小」のために、地域のつながりの強化によるソーシャル・キャピタルの向上があげられており、また、ハーバード大学の公衆衛生大学院のイチロー・カワチらは、アメリカとの比較で、日本のコミュニティのソーシャル・キャピタルが、日本の平均寿命の長さに影響していることを指摘しています。

　すなわち、「人々の絆」や「隔たりのない社会」というコミュニティのあり方が、過去50年程度の間に、日本で平均寿命が大きく延びた原因の1つであり、もしも格差が拡大することによって、これらの日本社会の特徴を失うことは、日本人の健康にも影響するだろうということです。

（図表6-2）
「健康を支え、守るための社会環境の整備」の目標設定の考え方

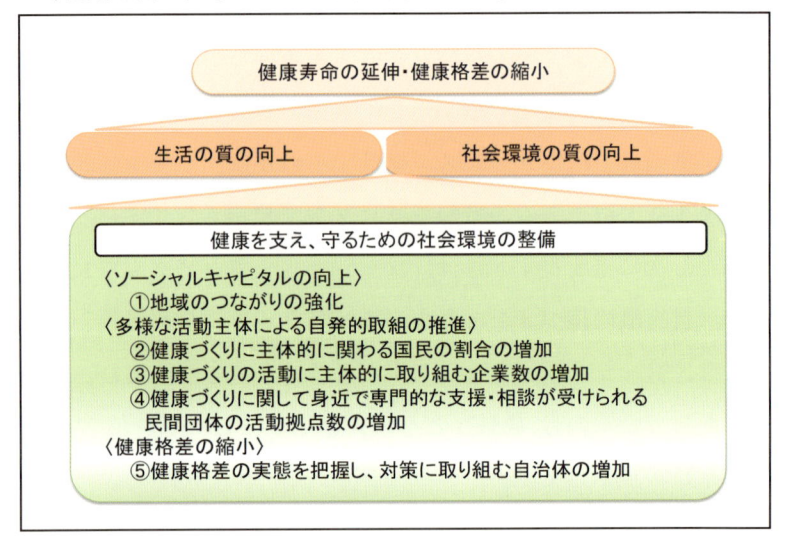

```
           健康寿命の延伸・健康格差の縮小
        生活の質の向上    社会環境の質の向上

      健康を支え、守るための社会環境の整備
      〈ソーシャルキャピタルの向上〉
        ①地域のつながりの強化
      〈多様な活動主体による自発的取組の推進〉
        ②健康づくりに主体的に関わる国民の割合の増加
        ③健康づくりの活動に主体的に取り組む企業数の増加
        ④健康づくりに関して身近で専門的な支援・相談が受けられる
          民間団体の活動拠点数の増加
      〈健康格差の縮小〉
        ⑤健康格差の実態を把握し、対策に取り組む自治体の増加
```

厚生労働省「健康日本21（第2次）の推進に関する参考資料」ソーシャル・キャピタルその2（レポートより）

　誰もが費用を気にすることなく、健康増進に取り組める制度や町づくりが、長い目で見ると社会の負担を軽減することになるのです（図表6-2）。

　2013年11月18日のセッションでは、大阪の社会福祉法人の方に、自らのキャリアからソーシャル・キャピタルを語ってもらいました。1980年代から福祉領域での仕事をされており、2000年の介護保険の開始、2006年の高齢者虐待防止法ができるまでの取り組みを話してくれました。

　1980年代は、寝たきり老人のケアは、基本的には家族が看ていたよ

うですが、地域の民生委員からの報告で、役所の職員や社会福祉法人の職員が自分たちのネットワークで、入浴サービスなどに連れて行っていたそうです。

また、「虐待防止110番」という電話相談窓口を設置し、何のノウハウもない時から大阪府、大阪市、社会福祉法人の職員が対応していたそうです。その後、国の法整備が追いついてくるとともに「虐待防止110番」などの事業は、公的なサービスに移行していったそうです。

このストーリーには、現在研究されている2つのソーシャル・キャピタル、すなわち「個人材としての社会関係資本」と、イチロー・カワチらの疫学関係者が強調する「集合材としての社会関係資本」が、同時に取り入れられています。

つまり、地域コミュニティで役割を果たしている医療・福祉組織は、組織と社会との関係性において、「個人材」としても「集合材」としても、ソーシャル・キャピタルの視点が重要だということです。

7 コスト分析（ABC）

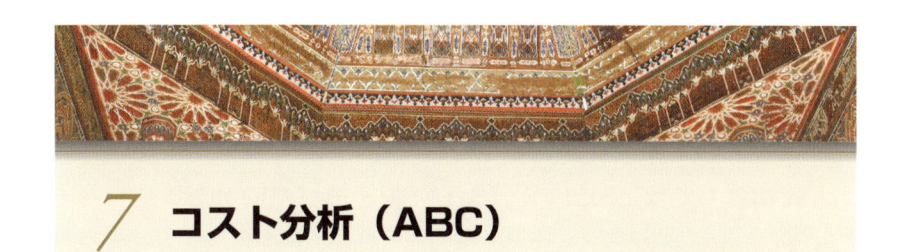

　「あんしん病院」は、2013年1月の病院外来分離以降、その医業収入の約76％が手術によるものです。現在の整形外科手術は、以前のような"のみ"とハンマーと骨折固定機材で済むような手術ではなく、高額の固定材料や人工関節などが使われ、それに伴って各種器具も高額になっています。

　そこで、手術に伴うコストを管理することは、収益を確実にするためにも重要な要素です。同時に手術に使う使用機材や、その準備手順を効率化し、エラーを減らすことが求められています。

　従来、手術の準備に、看護師は前日に使用機材のリストを確認し、手術室外の倉庫からガーゼや包帯などの材料を集め、それを持って手術室内に移動し、滅菌された手術専用材料といっしょに準備しておきます。この作業を"ピッキング"といいます。

　手術当日には、これらの材料を無菌的に手術室内のテーブルに準備し、手術に取りかかるのです。これらの作業は、看護師の業務ではありますが、手術に関する間接業務になります。この業務を、1つのパッケージに外注することによって、複雑になっている作業を低減し、間

接業務を減らすことができます（図表7-1）。

　また、手術に伴う収入と支出を、看護師の業務からABC（Activity Based Costing）を用いることにより、可視化できます。そのため「あんしん病院」では、2013年4月から手術室の"ABC分析"を行っています（図表7-2）。

　「あんしん病院」では、朝7時半に手術室スタッフ、整形外科医、麻酔科医のブリーフィングを始めます。基本的には、8時から手術が始まるようになっています。6部屋ある手術室のうち、現在おもに5部屋が使用されており、可能なかぎり午後3時までに終了するように、スケジュールを組んでいます。

　手術室の稼働率を各部屋ごとに分析するとともに、全体の稼働時間を把握できます（図表7-3）。

　現在、5つの部屋とも同じ程度で、午前中に集中して使用することができています。これは、定期手術のみを、可能なかぎり定型的に行っていることによるのです。

　さらに、「あんしん病院」で行う手術のポートフォリオで最も大きい人工関節手術について分析しました。現在、人工膝関節置換術は5人の整形外科医が行っており、人工股関節置換術は2人の整形外科医が行っています。

　2013年4月から9月までに、人工膝関節置換術は350件、人工股関節置換術は106件行いました。術者によって、手術時間に若干の差が出るため、長い時間を要する術者の場合には、コストもかかるので収益もやや低下します（図表7-4）。

7．コスト分析（ABC）

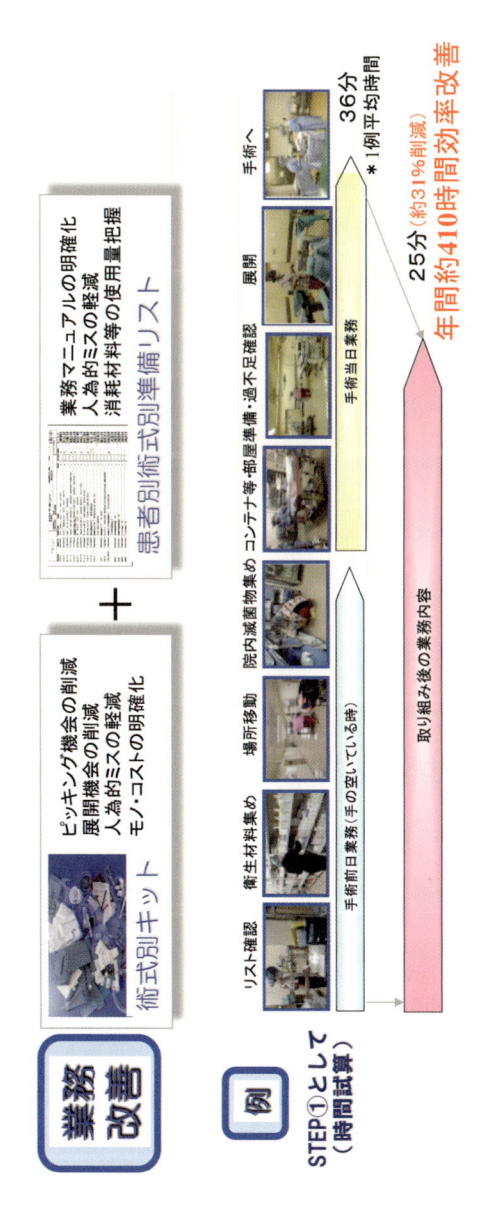

（図表7-1）

業務改善

ピッキング機会の削減
展開機会の明確化
人為的ミスの軽減
モノ・コストの明確化

術式別キット

＋

業務マニュアルの明確化
人為的ミスの軽減
消耗材料等の使用量把握

患者別術式別準備リスト

例

STEP①として
（時間試算）

取り組み後の業務内容

手術前日業務（手の空いている時）
リスト確認　衛生材料集め　場所移動　院内滅菌物集め

手術当日業務
コンテナ等・部屋準備・過不足確認　展開　手術へ

36分
＊1例平均時間

25分（約31%削減）
年間約410時間効率改善

51

（図表7-2）

	4月	5月	6月	7月	8月	9月	合計	比率
(病院総収入)	¥207,320,836	¥200,625,400	¥238,776,598	¥236,649,950	¥250,985,396	¥228,462,978	¥1,362,821,158	
収入	¥166,554,880	¥161,069,550	¥166,030,780	¥185,736,850	¥189,441,360	¥161,105,680	¥1,029,939,100	100%
手技料	¥69,054,230	¥68,283,030	¥68,640,200	¥77,221,300	¥83,540,600	¥64,929,100	¥431,668,460	42%
薬剤報酬	¥3,474,600	¥3,549,250	¥3,909,080	¥4,415,460	¥4,637,160	¥3,871,020	¥23,856,570	2%
材料報酬	¥75,674,150	¥71,626,560	¥75,162,000	¥83,232,390	¥79,416,900	¥74,740,760	¥459,852,760	45%
麻酔報酬	¥16,344,900	¥15,666,710	¥16,321,500	¥18,581,700	¥19,425,700	¥15,638,800	¥101,979,310	10%
麻酔管理料	¥2,007,000	¥1,944,000	¥1,998,000	¥2,286,000	¥2,421,000	¥1,926,000	¥12,582,000	12%
支出	¥92,372,196	¥92,678,398	¥96,241,661	¥105,303,197	¥104,072,188	¥96,694,601	¥587,362,242	57%
人件費	¥14,490,516	¥14,334,734	¥14,553,270	¥14,886,644	¥14,889,557	¥14,286,477	¥87,441,198	8%
経費	¥15,831,760	¥15,831,780	¥15,831,716	¥15,831,858	¥15,831,705	¥15,831,903	¥94,990,722	9%
薬剤費	¥3,095,174	¥3,161,672	¥3,482,208	¥3,933,292	¥4,130,782	¥3,448,305	¥21,251,433	2%
材料費（一般消耗）	¥5,633,384	¥5,479,361	¥6,318,562	¥7,071,645	¥7,446,510	¥5,254,594	¥37,204,156	4%
材料費（麻酔関連）	¥448,923	¥438,252	¥447,990	¥513,122	¥543,056	¥431,650	¥2,822,993	0%
材料費（特殊）	¥52,872,440	¥53,432,499	¥55,607,915	¥63,066,636	¥61,230,578	¥57,441,673	¥343,651,741	33%
収益	¥74,182,684	¥68,391,152	¥69,789,119	¥80,433,653	¥85,369,172	¥64,411,079	¥442,576,858	43%
手術件数	238	240	239	275	289	241	1522	

　表のデータは、以下のように採取しています。
手術基本情報（実施術式Kコード、術者、看護師、手術時間、使用手術室）：電子カルテ上の記録から抽出
手術手技料：Kコードから金額に換算
麻酔管理料：Kコードから金額に換算
麻酔報酬：Kコードから換算
材料・機材報酬：保険収載から換算
薬剤報酬：薬価保険収載から換算
使用材料（一般消耗品）：使用材料をピッキングリストから集計
使用材料（麻酔関連）：全身麻酔2,000円、局所麻酔66円で算出
使用材料（特殊材料）：病院購入材料より抽出
経費：年間経費を月で割り、各月の手術件数で案分
医師人件費：医師の年間報酬を人員で割り、月の稼働率で変動
看護師その他人件費：手術室スタッフの年間報酬を月で割り、各月の手術件数で案分
収入合計：手技料＋麻酔管理料＋麻酔報酬＋材料・機材報酬＋薬剤報酬
費用合計：使用材料（一般および麻酔関連）＋特殊材料＋薬剤金額＋人件費（医師および看護師、その他）
収益：収入合計－費用合計

7．コスト分析（ABC）

（図表7-3）

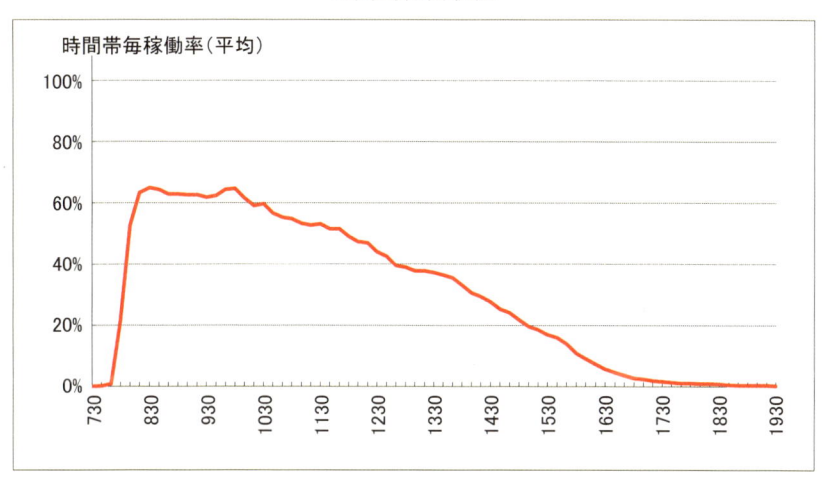

時間別稼働状況

時間帯毎稼働率（平均）

 問題は、経営学のツールであるABCの結果を、医療の現場にいかに適用するかです。このデータから見れば、標準化のために、手術時間の長い医師の手術スキルを上げていけば、より効率的な医療ができると考えられます。
 しかし、ゼロからスタートの"ものづくり"と違い、サービス受領者側である患者の状態からいえば、マイナスの状態で、しかも個人個人の程度がばらばらの状態からスタートします。患者の個別の条件が異なる上に、サービス提供者側の医療者の条件や思考過程が異なる条件で、ABCやBSCなどのツールをそのまま適用できるでしょうか？あるいは、マスとして出した結果をそのまま演繹的に適用できるでしょうか？
 たとえば、「あんしん病院」の人工膝関節置換術を行う5人の手術

53

(図表7-4)

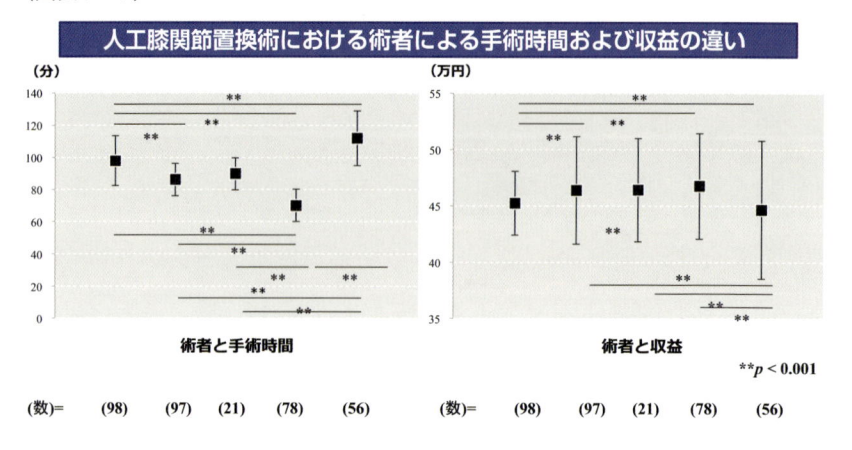

人工膝関節置換術における術者による手術時間および収益の違い

術者と手術時間 (分)

(数)= (98) (97) (21) (78) (56)

術者と収益 (万円)

(数)= (98) (97) (21) (78) (56)

**p < 0.001

(一元配置分散分析，Bonferroniの多重比較検定による比較)

人工股関節置換術における術者による手術時間および収益の違い

術者と手術時間 (分)

(数)= (42) (64)

術者と収益 (万円)

(数)= (42) (64)

**p < 0.001

(t検定による比較)

時間を、グラフにある最も短い手術者に合わせようとしましょう。BSCでいえば、手術チームの「プロセスの視点」や「学習の視点」から、KPFを最短の手術時間70分に設定するということです。

　手術時間が110分かかっている術者には、それまでに行っていた手順から40分の短縮、その他の手術者は20分から30分の短縮を図るわけです。これを経験年数が20年になる、一応標準的なスキルのある外科医に、ストレスなしに強要することは可能でしょうか。

　そもそも、同じ施設内で、同じ手順の人工膝関節置換術という手術に、術者が異なるだけで、なぜこれほどの差が生じるのでしょう。おそらく、それぞれの医師の思考過程が異なっているためだと思われます。

　ある医師は、最大主義者と言われる思考をし、可能性のある手段はすべて行い、時間制約にとらわれず、テクノロジーへの強い傾倒を示すといいます。

　一方で、ヒューリスティックという省略的な意思決定を行う医師や、最小主義者といえる思考過程を行う医師は、時間的な治療経過や回復過程も考慮しつつ、必要最小限の介入で済ませる傾向があります。

　人工関節置換術の結果は、3ヶ月後、6ヶ月後、あるいは1年後のその患者の歩行能力を含む総合的な評価になります。その結果に、手術の時間はどの程度影響するかはわかりませんが、術者の思考過程は最大主義者であったり、最小主義者であったり、あるいはリスク許容者であったり、リスク回避者であったりするのです。

　1つ例をあげます。股関節の手術を受けた患者さんが、手術後1ヶ

月で自宅で立ち上がろうとして、手術をした部位に痛みが出たということで受診しました。レントゲンを撮ると、人工関節を入れた部位の大腿骨という骨に、亀裂骨折を生じています。

　これは、できれば起こらない方がいいことなのですが、患者さんの体重や筋力などの肉体的な条件や、生活の程度などの社会的な条件が多様であり、現実にはこういうことも起こります。手術をした外科医の頭には、こういうことが起こりうることは常に考えており、心の中では準備しています。

　また、人工関節を年間に1,000例以上行う「あんしん病院」では、こういう事態には、できる限り早期に対応できる準備をしています。この患者さんも、自宅で骨折を来たしてから3日目には、骨折の手術を行いました。

　この骨折の場合は、基本的には骨折を正確に戻して固定できれば、骨が癒合すれば体重をかけて歩行できます。人工股関節置換術に行う2人に手術方法を尋ねると、1人は骨折の固定のみ行い、骨が癒合するまで松葉つえを使いながら待つと言います。

　もう1人に尋ねると、骨折を固定するのは当然ですが、1ヶ月前に挿入した人工関節をより長いものに入れ替えて、それによって、できるだけ早期に体重をかけられるようにすると言います。その理由は、長い人工関節を入れると、力学的に大腿骨の膝に近い方で体重を受けることができるので、体重をかけても大丈夫だ、という論文があるからだということです。

　ジェローム・グループマンが言うところの最大主義的な思考で、テ

クノロジーへの強い傾倒があるのです。患者側の条件を考慮する帰納的な思考よりも、演繹的な思考法なのです。

こういう場合には、ガイドラインや、最近ではEBMといわれる論文に基づいて方針を選択していきますが、そのEBMの元になる論文自体が、現場での帰納的な選択から得られた結果であり、それを演繹的に当てはめる時には、そのことを考慮しておかなければなりません。医学では両方の方法を選択、比較することができませんから、どちらの方法が正解ということはありません。

この患者さんには、最大主義的な治療が行われ、体重なども考慮して松葉つえを使いながら、1週間で退院しました。

しかし、これには後日談があり、退院後2ヶ月経った頃に筆者が患者の経過を聞くと、手術後歩行させていると、挿入した新しい人工関節が少し骨の中に沈み込んできたようなので、今しばらく体重をかけるのを制限している、とのことでした。

結局、最大主義的な治療を行ったのですが、意図した通りにはならず、時間をかけながら治療せざるを得ないということなのです。医療には、こういうことが起こる可能性を、常に考えておかなければならないのです。

では、なぜ医師の思考過程はこうも違い、それが手術時間に反映されるのでしょうか？　これは、それぞれの医師の経験や考え方、もっと言えば、それまでの人生で遭遇した苦い経験、その対応などの生き様が影響しているのでしょう。

認知バイアスも、関係しているのでしょう。これは手術に限らず、

患者と対面する外来診療での対応にも関係していると思われます。いずれにしても、医療行為はゼロからのスタートではないので、担当する医師の思考過程の工程数、それに伴う行為の時間も変わるのでしょう。

したがって、BSCでKPFのスコアがあがっても、あるいは財務の視点が改善しても、それによって何か切り捨てるものがあれば、本当に患者のためになっているのだろうか、われわれは正しいことをしているのだろうかなど、何となく違和感を生じるのが医療なのでしょう。

医療の現場で、経営ツールを適用する場合に、現場で感じられる違和感の理由は、医療者のこのような本質的な特徴が関係していると思います。ポーターの戦略論など、経済的効率性を最優先するアメリカ発の画一的な経営学を日本の医療に適用する際には、この違和感に対する配慮が必要なのでしょう。

このような違和感は、BSCやABCなどのツールだけでなく、医療安全対策にも感じられることで、2000年の「人は誰でもエラーする」から始まったインシデントレポートなどの安全対策ツールが、10年以上経った今も十分に成果を上げていないのは、このような医療者の思考過程の本質的な問題を見逃しているのではないでしょうか？

「あんしん病院」では、前述の手術時間の長い術者のスケジュールを決める際に、現場の担当看護師が、手術時間を長くスケジュールを取るようにしているそうです。1枠30分として手術室の使用時間を予測し、人工膝関節手術を行う5人のうち、時間のかかる術者の場合に

は5枠を、その他の術者の場合には4枠でスケジュールを組んで、日々の手術件数をうまく調整しているとのことでした。

　金井寿宏が『踊る大捜査線に学ぶ組織論入門』で述べているように、「事件は会議室で起きてるんじゃない！　現場で起きてるんだ」ということこそが、このような経営ツールを医療現場に適用する際には、忘れてはならないことです。

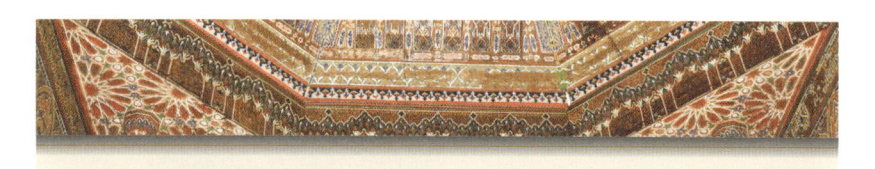

8 患者のストーリー

　76歳の女性が両膝の痛みのために、息子さんと筆者の診察に来院されました。診察に先立って電子カルテの住所を見ると、大阪府大東市から来院されており、他の患者さんの紹介で来院されたようでした。息子さんと2人暮らしで、近々息子さんが結婚されて、お嫁さんが同居されるとのことでした。

　病歴をみると、3年前から痛みが出現し、立ったり座ったりした時や、階段の昇降で痛みが出るとのことです。ただし、日常生活では痛みはなく、歩行ができているとのことで、生活のレベルが低下するほどには痛みはないようでした。

　病歴のように、診察上はそれほど痛みが強いようではありませんでしたが、レントゲンでは変形性関節症は進行していました。もしも、痛みが強く、買い物などの生活に支障を来たすような痛みであれば、人工関節手術をしてでも、痛みの改善を図った方が本人の活動レベルを維持でき、その後の本人の生活や家族の生活も、それぞれが自立できるはずです。

　そのために、一応、手術の選択肢は本人と息子さんには説明してお

いて、1ヶ月間週に1回ずつ、リハビリで筋力トレーニングを指導することにしました。1ヶ月後に再度、息子さんと来院されたので痛みの程度を聞くと、それほど変化はないとのことでした。

つまり、生活にはほとんど支障がないとのことです。したがって、機能的にはほぼ自立できており、現時点では手術の選択肢はないわけです。

そうすると、現状維持のための機能訓練の継続や、痛みが強くなった時は鎮痛剤程度が選択肢になります。ただし、変形性関節症は、理論的には時間とともに進行するので、痛みのために生活レベルが低下する可能性はあります。

しかし、息子さんが「大東市から100kmかけて、神戸まで来ている」と気色ばんで、今後のプランについて解答を求めてきました。この時点で、筆者が推測したのは、比較的遠方から来られる方に多いのですが、変形性膝関節症そのものが、筆者のところに来れば治癒させることができるという思い込みで、その解答を求めているということです。

そこで、現状では筋力訓練等を行いながら、生活レベルを維持する方法が唯一の選択肢であり、症状に応じて鎮痛剤や注射などを使うことはあるが、それも限界がくることがあり、本人の生活レベルに支障を来たし、ご家族の負担が増えるようであれば、自立ためにも手術は効果があることを再度説明しました。

この方の場合、レントゲンでは手術が必要になるような変化が見られますが、痛みがそれほどではないので、手術のメリットはありませ

ん。また、すでに変化が進んだ変形性関節症そのものの変化は止められません。

1人暮らしの場合や介助をしてもらう家族の有無でも選択肢は変わり、本人が日常生活だけでなく、旅行や趣味のダンスや日本舞踊を望んだりすることでも選択肢は変わってきます。また、薬などの治療効果が、どの程度本人の望む生活レベルにかかわっているのか、その効果が時間経過から見て、どのように変わってきているかというような要因を含めて、複合的にそのつどプランを決めていきます。

この息子さんが求めてこられたのは、1つの「絶対的な解」です。これは、おそらく日本の医療施設を受診される方のかなりの方々が、このように考えておられるようです。しかし、実際には1つの「絶対的な解」はなく、患者やその家族との診察時の対話の中から、その人の背景をつかみ、その時点での合理的な判断をしていきます。

この息子さんが、せっかく神戸まで、お母さんの膝について「絶対的な解」を求めて来院されたのは理解できたので、それなりに説明させていただくと、満足して今後のプランについて納得されました。

マクウィニーは、『家庭医療学の医師―患者コミュニケーション』の中で、医療行為の誤りの多くは、コミュニケーションの失敗が原因であることを指摘しています。特に、診断や治療計画を探索する過程においては、その患者の背景が重要になります。

筆者は、診察時には、まず住所を確認します。膝や腰などの運動器を扱う整形外科の診察では、患者の住環境での支障が訴えられることがあります。

特に神戸では、住所を見れば、その人が坂の多い地域に住んでいるか、鉄道沿線か、鉄道の駅からバスで行かなければならないのか、などの判断ができます。また、通院にどの程度の交通費が必要になるのか、なども通院頻度を考える際には参考になります。
　このような物理的な背景に加えて、その人の持つ文化的な背景も判断しつつ、医師―患者コミュニケーションを進めていきます。しかし、時間的な制約もある診察において、医師―患者間の関係構築が困難なこともあります。
　日本のフリーアクセスが許される保険制度では、いくつかの医師を受診したり、自分の考える診断をしてもらえる医師を探して、来院する患者もいます。そのような場合には、何回受診した患者であっても、人間関係の構築は難しくなります。
　しかし、マクウィニーは医師―患者コミュニケーションの問題の多くは、医師自身にあると指摘しています。診察時に患者の話を傾聴せずに、会話をそらしたり、患者経験を共感する能力のない医師や、無関心で個人的感情を入れない医師には、患者は心を開くことはないと述べています。しかし、これが簡単ではないのです。
　特に、病院でエクスパートとして、臓器別の手術スキルや治療プランを中心にトレーニングしてきた現在の医師には、このようなプライマリーケア医として、患者の背景を理解して対話するスキルが未熟なのです。
　筆者が13年前に経営学を学ぼうと考えたきっかけは、このようなスキル獲得のヒントが、その時の医学にはなかったからです。13年前と

は違い、社会にとっての価値は何かを問いながら、その役に立つマネジメントを考えるようになってきた経営学を、さらに深く考えながら、日々の診察や実務に取り組んでいきたいものです。

2013年7月5日「あんしんクリニック」に、六甲山の北にある三木市という町に住んでいる53歳の男性が、同年6月3日に近所の犬に襲われ、膝をひねってから痛みが取れない、と受診されました。近所の医院でレントゲンは撮影されましたが、特に問題はないとのことでした。

しかし、1ヶ月経っても痛みが取れないようです。やや肥満気味で、事務系の仕事をされている様子で、六甲山でのランニングをよくするとのことでしたが、外見上はそれほどの運動はしていないように見えました。

このような受傷機転で、この年代の患者さんで筆者の頭にまず浮かぶのは、膝の半月板の断裂や、軟骨のすり減りが原因になる変形性膝関節症です。診察台での所見でも、膝の内側に痛みがあります。関節水腫という関節液の貯留は見られませんでした。

痛みのために1ヶ月間かばっていたためか、筋萎縮という膝の上方の太ももの筋肉が、反対側に比べてやや細くなっています。この時点で、症状の改善のために、変形性膝関節症のガイドラインにもあるように、筋力訓練を始めていけば、症状が軽減することも多いのですが、MRIで病変を確定しておいた方が、治療プランを明確に提示できるので、MRIを撮影しました。

MRIでは、半月板や軟骨の病変はなく、大腿骨という膝関節の上

側の骨に骨挫傷といわれる変化が見られました。この変化は、骨の内部の腫れを色の変化でとらえるのですが、内部のみの変化なので、MRIでないと描出できません（写真8-1）。

　骨の内部の変化なので、1～2ヶ月で自然に修復することが可能なはずです。ただし、痛みが取れる間に筋萎縮が生じてしまうので、スポーツなどに復帰する場合は、筋力トレーニングをしておいた方が、痛みの再発の予防になります。この方の場合も、MRIで診断が確定したので、リハビリで筋力トレーニングを指導してもらいながら、1～2ヶ月間、症状のチェックを行うことにしました。

　8月16日に受診された際は、痛みもかなり軽減していたので、リハビリの指導に加えて、週に2回、筋力トレーニングのために「あんしんクリニック」に併設しているメディカルフィットネスで、全身のトレーニングも行ってもらうことにしました。

　9月27日にチェックに来院された際には、痛みも完全に取れており、メディカルフィットネスに通ったおかげで、体重が2ヶ月で7kgも減少したとのことでした。そのおかげで、昔買っていた40万円のイタリア製のスーツが着れるようになった、と喜んでいました。

　実はこの方が、2013年10月20日の第19回「四万十川100キロ　ウルトラマラソン」に出場、完走できたと手記を書いてきてくれました。それによると、六甲山のランニングというのは、ウルトラマラソンのトレーニングとして行っており、診察時に聞いた「六甲山を走っている」というのは趣味の域を大きく超えており、六甲山縦走という30km程度走ったり、月に100km以上走っているようでした。

8．患者のストーリー

（写真8-1）

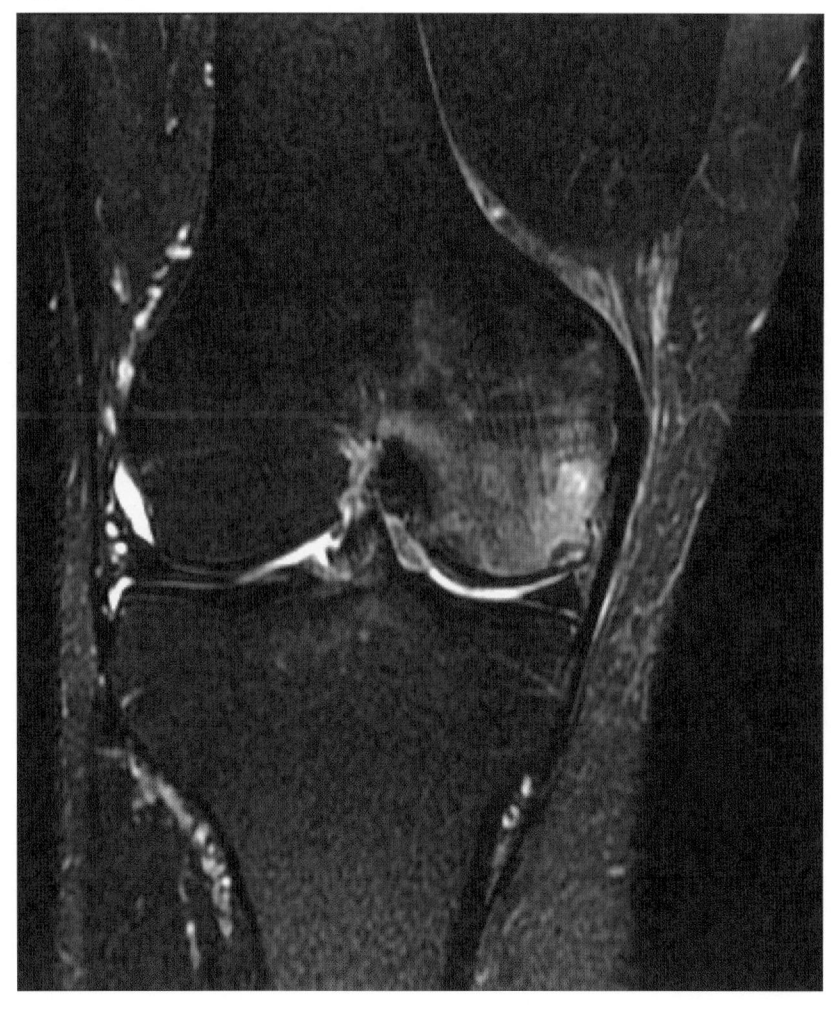

　また、外来診察での経過中も、当初のプラン通りに症状が改善してきていたので、それほど気をつけずに経過だけをチェックしていたの

67

ですが、本人にはウルトラマラソンに出場、完走という大きな目標があり、そのために課題を持ってトレーニングに励んだ結果が、症状の改善どころか、それ以上の成果を出せた理由だったのです。

　この手記を読んでわかったことは、診察室での話だけでは、患者のことはまったく理解できていないということです。こういう経過のよい患者の話でさえ理解できていないので、もっと痛みのひどい人が訴えている日常生活での不便や不都合なことは、ほんのごく一部しか理解できていないということなのでしょう。

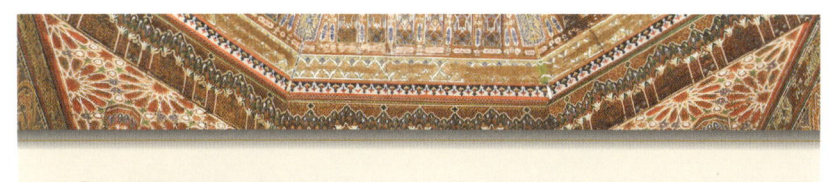

9　認知エラー

　2013年11月29日に、公益社団法人全日本病院協会主催の医療安全対策講習会があり、「あんしん病院」から看護師2人と理学療法士1人が参加、受講してきました。内容は、公益医療法人日本医療機能評価機構の後信氏の「医療事故・ヒヤリ・ハットの情報収集による原因分析、再発防止と無過失補償による紛争の解決について」と、東邦大学医学部社会医学講座の長谷川友紀氏の「医療安全―最近の動向―」がテーマだったようです。

　3人には出張報告書を出してもらいましたが、筆者が常々感じている、医療安全に関する現在の日本での取り組みが成果を出しているのか、という疑問には、まだ答えは出ていないようでした。

　3人の報告をまとめると、2000年以前は、医療事故は起こり得ないという前提で医療現場は動いていたが、アメリカから報告された「人は誰でも間違える」や、日本でも1999年に起こった横浜市立大学での患者取り違えや、2002年に東京慈恵医大青戸病院で起こった腹腔鏡手術による出血死などの事例から、医療事故は起こり得るとして、その対策に医療現場は取り組み始めています。

その手法として、有害事象を起こした人を責めていたパーソンアプローチでは本質的な解決にはつながらず、インシデントレポートなどの報告を収集、分析することによって原因を解明し、対策をとったり、改善策をとるシステムズアプローチが一般的になっています。
　これは、日本医療機能評価機構の医療安全情報収集事業から、個人の過誤よりもシステムの不備に起因するものが多いという分析からも、WHO の分析からも、推奨されているアプローチです。
　医療組織は、高信頼性組織（High Reliability Organization）であるので、エラーは起こしてはいけないし許されない、と一般には考えられています。しかし、エラーに対するこのようなアプローチが始まって10年以上になりますが、筆者が外科医として、診療や手術を行いながら感じていることは、本当にこのアプローチでわれわれのエラーが減るのだろうか、また、実際に成果が出ているのだろうかということです。
　あるいは、インシデントレポートなどのシステムズアプローチのシステムを強調するあまり、ワイクとサトクリフ (2001) が、高信頼性組織としての基盤としている「マインド」が置き去りにされているのではないか、ということです (中西 p69)。
　医療と同じく人命を扱い、過去に多数の犠牲者を出した悲惨な事故の反省から、対策を立ててきた高信頼性組織である航空業界を参考にした P-mSHELL モデルなどが、ヒューマンエラーの分析に使われていますが、まだしっくりきません。
　例えば2009年に、アメリカニューヨークのラガーディア空港を離陸

後、バードストライクによって飛行不能になったUSエアウェイズ1549便が、ニューヨーク市の町中のハドソン川に無事（？）不時着し、乗客乗員が無事だった事故があります。機長と副操縦士が近隣の空港への帰還をあきらめ、ハドソン川への着水を判断したのですが、航空機では外的環境が変化しても、機体を無事に地上に戻すことが目的で、そのために自らの条件をできる限り一定にする対策をとります。

しかし、外的環境の変化を認知する際に、エラーは出るはずです。ただし、頻度は少なく、ニアミスやインシデントとして可視化していけば、ハインリッヒの法則に従って、事故は減らせると考えられます。

一方、医療では外的環境である、肉体的な患者の状況だけでなく、精神的、社会的要素に応じて、自らの選択や対応を変化させなければなりません。すなわち、バードストライクが毎回起こっているようなものです。それで機体の変化を知覚し、認知しながら次の業務を組み立てて、ハドソン川への着水を毎回行っているようなものです。しかも、チームのレベルは、構成メンバーによって日々異なります。

ハドソン川への着水を1,000回すれば、1,000回とも無事に着水できることはないでしょう。ハドソン川に船がいたり、橋が近かったり、というような条件が毎回変わるはずです。

患者や家族との対話や診察から治療プランを決める際に、無知や不注意や規則違反というようなエラーではなく、考えすぎた上で判断したために、結果的に有害であったり、患者側の予期しない反応で、結果的に不具合を生じることもあります。それが医療です。

現在、WHOが推奨している手術チームが、皮膚切開の前にすべて

のチームメンバーが手を止めて、手術方法や予測される出血量などを確認するチェックリストを広めたアメリカ、ハーバード大学の外科医アトゥール・ガワンデ医師が、その著書『アナタはなぜチェックリストを使わないのか？（原題：The Checklist Manifesto：How to Get Things Right)』で、自分が副腎腫瘍の手術中に大静脈を傷つけ、大出血を起こした際に、チェックリストによって輸血用の血液が用意されていたため、患者の命が助かったことを記載しています。

　この例も、筆者が考えるには、ハドソン川の奇跡と同じです。準備していた輸血量が足り、その間に出血をコントロールできたことや、その出血に対応できる手術チームメンバーがいたことで、結果的に患者の命を助けることができました。そういう意味で、チェックリストは非常に重要な役割を果たしました。

　しかし、ガワンデ医師はなぜ、大出血を起こしたのでしょうか？　それを避けるには、どうすればよかったのでしょうか？　おそらく、大出血を起こす直前までは、自分のプラン通りの手術が進められていたのでしょうが、大静脈に接している腫瘍を切除し、患者を助けるために超えなければならない一線があり、そこに踏み込まざるを得なかったのでしょう。

　普通はうまく切除できることでも、あるいは、それまでの経験で同じような場面でうまくやってこれたとしても、あえて次の操作を行うかどうか、行った結果どうなるかを判断しなければならない場面だったのでしょう。そのときに行った、たった1つの判断、行為が、結果的に大出血を引き起こしたのです。

9．認知エラー

　リーズンが提唱している「スイスチーズ」モデルでは、組織が多重に設けた防護壁に空いている「スイスチーズ」のような穴が1つに揃ったときに、エラーが起こるという説明になっていますが、医療では、この穴が防護壁の中で常に移動しているような状態なのです。その穴が移動していることによって、結果的にエラーに至らなかったり、逆に、通常は防護壁によってエラーに至らないはずが、結果的に有害事象になってしまうことがあります（海保）。

　しかも、このような判断や行為は、手術のような侵襲的な行為を行っている時だけでなく、通常の診療を行っている時や薬の処方を決める際にも、医師が現場で行っていることなのです。

　グループマンは、医療におけるエラーの大半は医師の思考法に関係していることを指摘しています。現場で、医師は対峙している患者に関するあらゆる情報から、いくつかのシナリオを考え、それをフィードバックしながら、確認しつつ仮説を展開しているといいます。このような思考法は、ヒューリスティック（発見的問題解決法）といいますが、医療の現場では誰もが普通に行っている思考方法です。

　しかし、医学部や研修中では、このような思考方法は指導しません。岩田健太郎は『構造と診断』の中で、学生や初期研修医の時期には、患者に関する「完璧なプロブレム・リスト」を作らせ、定型的で手間ひまかかる方法論を教え込むことを述べています。その思考過程が、自分のものとして「身体化」した医師には、自分の言葉で患者の問題点を表現させる教育をしています。

　ドナルド・ショーンは『省察的実践とは何か』の中で、医療は科学

に基礎を置く「技術的合理性」をマッピングすることではなく、アート（わざ）に基づく行為のデザインであり、自分の判断や行為を省察的にフィードバックしていることを指摘し、「行動しながら思考する」ことが要求される、と述べています。

医師は、ヒューリスティックに思考しているのですが、グループマンはこのように現場での思考の中で陥る認知エラーも、次のように指摘しています。

① 有用性エラー：最近経験したことなど、頭の中にはもっとも使いやすい思考があり、それに類似した状況では、その思考が影響します。筆者は、関節鏡視下手術を勉強するために外国へよく行きますが、そこで勉強した手術方法は、帰国後にすぐに応用することがあります。

しかし、短期間の見学だけで得た技術は、長期的な結果や陥るピットフォールも理解しておかなければ、実際にやってみて問題が出てくることもあります。

② 遂行志向バイアス：患者から何らかのアクションを求められ、何もしないより、何かを行うことがあります。例えば、通常の慢性腰痛であれば、ある程度の運動を行いながら症状は改善することが多い、といわれています。

しかし、レントゲンやMRIなどの画像診断を求められることはよくあります。そのような場合には、おそらく得られる情報は、それほどないだろうと推測できますが、お互いに納得するように画像診断を行った上で、治療プランを立てることはあります。

③ 探求の達成感：健康な人が病気になった時は、いくつもの原因が重なるよりも、ある1つの原因でいくつかの症状が出ることが普通です。したがって、訴えがいくつかあっても、それらが合理的に帰結する1つの原因を追求することが、診断をする上で重要になります。これを「オッカムのカミソリ」といいます。

　しかし、まれにいくつかの原因が重なっていることがあります。写真9-1の人は、サイクリング中に運転を誤り、自分で壁に衝突しました。痛みは左手の小指側全体にあり、手首まで腫れていました。

　レントゲン写真では、小指の基節骨という骨に骨折があり（写真9-1の○印）、担当医はこの骨をつなぐ手術をしました（写真9-1の×印）。しかし、数週間後に手首の方にも痛みがあるということでレントゲンを見直したところ、中手骨という骨の基部にも骨折があるのを見逃していました（写真9-1の←印）。

④ 垂直軸の失敗：他医で診断されて紹介されて来ると、その診断に引っ張られて、症状がぴったり合わなくても、その他の原因を求めなくなることがあります。膝の痛みで紹介されて来る際には、最近はMRIも撮影されてから来ることが多くなっています。

　MRIでは、より多くの情報が得られるので、半月板などもよく描出されます。そのために、膝の痛みの原因が半月板損傷なので、関節鏡視下手術をしたらどうか、と紹介されて来ることがあります。本人も、関節鏡での手術で症状は改善すると思って来ます。

　しかし、よく話を聞くと以前から痛みがあり、関節鏡での治療よりも人工関節置換術をした方が、痛みが確実に取れそうな場合もあ

(写真9-1)

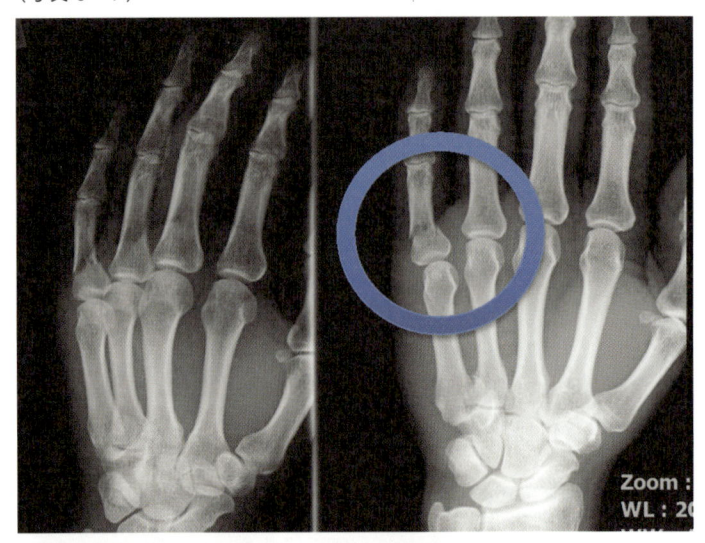

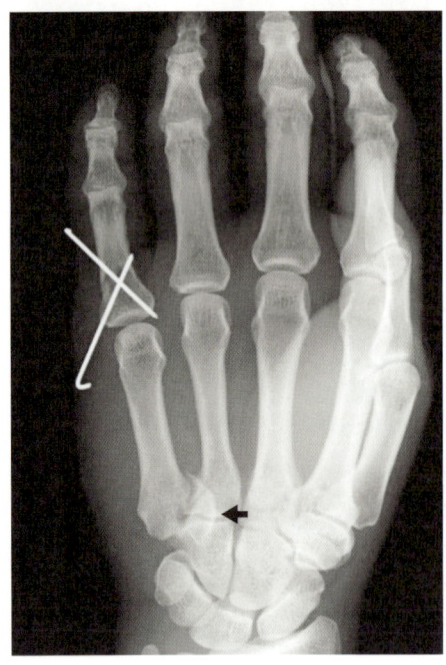

ります。こういう思考は「水平思考」といって、既存の情報にとらわれずに、もう一度症状から原因を組み立て直すことが必要になります。

⑤ **代表性エラー**：思考が1つのプロトタイプに引かれ、そのプロトタイプに一致しないと、他の可能性を考えることを怠るために、間違った認識をしてしまうことです。例えば、患者のストーリーであげた「ウルトラマラソンランナー」の例では、筆者はこの人を運動不足で、やや肥満の影響もあり、膝の痛みが続いていると考えていました。治療方法は、問題はなかったのですが、診察室での姿から代表性エラーを犯していたのです。

⑥ **属性エラー**：患者の属性を判断してしまって、訴えの解釈を否定的にとらえてしまうこともあります。交通事故が原因で「むち打ち症」の場合、頸部痛などの症状はあるものの、レントゲンやMRIをいくらとっても、訴えに一致する所見がないことがよくあります。

　また、労働災害による腰痛などで休業している場合も、患者の保険の属性を判断してしまい、訴えを否定的にとらえてしまうことがあります。このような場合にも、原因が隠れている可能性は、チェックしておかなければなりません。

このように、医師はその思考過程で、いろいろな認知エラーを起こす可能性があります。したがって、医師自身がメタ認知という自分が、どういうふうに思考しているのかを認知することが必要です。探求の達成感で犯したエラーでも、医師がメタ認知を行い、組織にマインド

があり、手術までにチーム医療としての協働があれば、見逃された骨折も気づいていたかも知れません。

　また、グループマンは、外科医は一般に考えられている手先の器用さよりも、巧みな意思決定、目と手のコーディネーション、患者の問題をどう概念化し、それを治すために手術で何ができ、何ができないかの理解が重要である、と述べています。また、イギリスのアバディーン大学のフリン医師は、『現場安全の技術』で、状況把握のような認識的または思考的技術や、コミュニケーションやチームワークのような社会的または人間関係にかかわる技術が、ノンテクニカル・スキルとして、外科医だけでなく麻酔医や看護師、臨床工学技士の手術チームには不可欠だ、と指摘しています。

　医療が複雑になるにつれて、医師だけの判断に頼るのは無理があります。そのために、多職種のチーム医療の構築が求められています。しかし、複数の職種が集まってグループになることだけが強調されて、協働するためのトレーニングができていません。

　医療の質・安全学会では、これをチーム医療1.0と呼び、真に協働できるチームを作るチーム医療2.0が必要だ、と強調しています。これは、まさにゲイリー・ハメルが『経営の未来』で、テイラーに始まる労働者の効率性を高めるために、官僚型組織で行われている20世紀の近代経営管理から脱却し、経営管理もマネージメント2.0として、すべての人に発言権をもたらし、個人の力がチームとして結集させるときに、より大きな目的を達成できる、と予言していることに一致します。

これは、21世紀のソーシャル・ネットワーキングなどによって、インターネットの世界ではすでに始まっていることなのだと指摘しています。

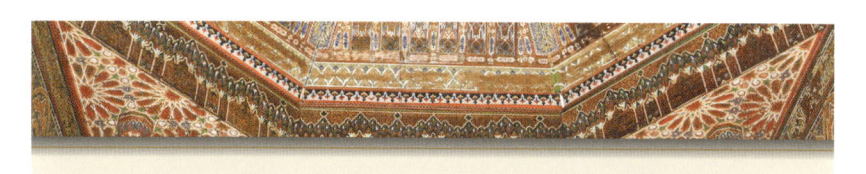

10 プロフェッショナルとクライアント

　筆者は2000年頃に、ある病院の整形外科部長として4人の若い医師と一緒に働いていました。診察は、毎日2人から3人の医師が隣接した診察室で行っていましたが、そのうちの1人の若い医師が、隣の診察室で患者さんに一生懸命説明しているのが聞こえるのですが、患者さんにはどうも話が伝わっていないようで、いつも患者さんが納得しないままに部屋を出て行っていました。

　この医師が説明している内容は、まさに教科書に書かれていることで、また研修を受けた大学病院で学んだことであり、まったく正しいことを説明していたのですが、なぜか患者さんの理解は得られなかったようです。

　筆者自身が、「なぜこのようなことが起きるのだろうか」「自分自身の話は患者さんには伝わっているのだろうか」「もしそうだとしたら、どのような違いがあるのだろうか」「その答えは、どこにあるのだろうか」と常々考えていました。それが2001年に、神戸大学大学院経営学研究科で経営学の勉強を始めるきっかけだったのです。

　実は、ショーンが『省察的実践とは何か』の中で、「大学は基本的

な一般知を生産し、実践者は実践の中の知の生成を行っており（knowing-in-practice）、その行動は暗黙のうちになされている」ことを研究しようとしたことに一致するのです。整形外科でいえば、整形外科学はscienceであり、普遍的な事実は教科書には記載されています。

　先の若手医師の治療方針が、どうも患者のニーズからずれることが多いので議論をしていると、彼は患者の治療を教科書に当てはめてしようとしていたのです。しかし、それぞれの患者にはいろいろな環境因子があり、またニーズもさまざまなので、教科書の普遍的な事実をそのまま当てはめるのは不可能なのです。

　すなわち、教科書に記載されていることを患者の治療に用いる場合は、当てはめるのではなくて、それぞれの患者の環境因子を含めて、教科書を応用して治療方針を決めなければ、患者のニーズと医療者側にギャップが生じるのでしょう。

　インターネットなどの情報ツールが発達した現在、筆者の診察にも、情報を十分に勉強してから来られる患者さんがいます。例えば先日、膝の痛みで来られた方もインターネットで、膝の痛みには筋力トレーニングが効果があると調べて来られました。

　確かに、その情報はその通りなのです。問題は、その情報をその患者さんに当てはめてもいいのかどうか、もし当てはめるとしたら具体的な方法はどうするか、あるいはその患者さんにはもっと適切な方法がないのか、などの判断が必要になるわけです。

　情報量は飛躍的に増加し、一般的には容易に入手することができるようになりました。しかし、医療では、売り手である医師と買い手で

ある患者には、依然情報の非対称性があります。「この売り手（病院）は、この疾患に対して適切か？」「ほかに選択肢はないか？」「この担当者に、この治療の実践能力はあるか？」などは、よほど医療内部の情報に精通していなくてはわからないものです。筆者自身も、整形外科という専門科目以外では、インターネットの情報以外はほとんどわかりません。

　一般に、プロフェッショナルによる専門的行為は、サービスの受け手であるクライアントとの協働によって価値が生み出されます。すなわち、プロフェッショナルとは、普遍的事実として教科書に書かれていたり、ガイドラインや論文などに記載されている知識や技能を、患者個々の要因を無視して患者に応用する（機械的医療実践）のではなくて、患者の年齢や職業、ライフスタイルや、場合によっては実践者である自分自身のスキルなども考慮して応用する（有機的医療実践）ことなのです（図表10-1）。

　さらに、プロフェッショナル・サービスである医療は、無形性、それを実践する人との非分離性、不均質性、消滅性からサービスとして捉えられます。

　大橋らによると、サービスには専門性の違いによって、3つの類型に分けています。すなわち、商品と同様に、サービスも消費者が頻繁に買うことの多いconvenience service、価格よりも品質を重視し、選択するのにいくつか比べて見て購入するshopping service、さらには特別の品質や特徴を求めて、消費者側も購入するにあたり、相当な努力を払うspecialty serviceに分類しています（図表10-2）。

（図表10-1）

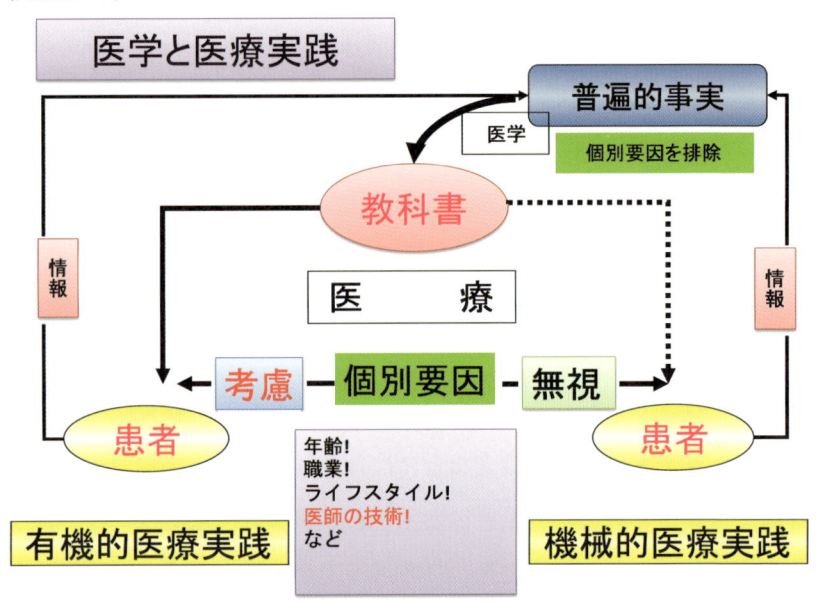

医学と医療実践

普遍的事実

医学

個別要因を排除

教科書

情報

医療

情報

考慮 ← 個別要因 → 無視

患者

患者

年齢!
職業!
ライフスタイル!
医師の技術!
など

有機的医療実践

機械的医療実践

（図表10-2）

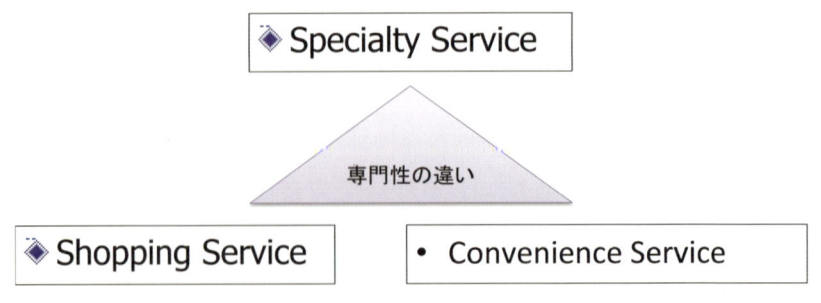

サービスの専門性

◆ Specialty Service

専門性の違い

◆ Shopping Service　　・ Convenience Service

（大橋・渡辺、2001）

この分類を医療に当てはめると、日本では均一なものとされている医療も、内容に応じて convenience level, shopping level, specialty level に分けられ、当然それぞれを担当する医療者のスキルが変わってくると考えられます。すなわち、幅広いニーズの応えるための convenience level から、エクスパートしての高度なスキルとともに、知識、機器を必要とする specialty level まで、幅広い医療が現代医療の現実の姿であり、それを国民がなんとなくわかって、自らの受診する施設を選択しているだけなのでしょう（大橋・渡辺、2001、p. 52）。

それでは、医療分野で使用する医療材料とは、どういうものなのでしょう。例えば、膝の痛みのために歩行能力が低下した人に、痛みを改善するために行う「人工膝関節置換術」という手術があります。1970年頃から普及し、2010年には日本では、年間に7万人以上の方が手術を受けられています。

患者さんは、普通いろいろな医療施設を受診し、すでにこの手術を進められて来られた患者さん以外は、医師を受診する場合には、膝の痛みに対する解決策を求めて来られます。決して「人工関節を入れてください」と言っては受診しません（ただし、アメリカでは人工関節企業のPRが可能なため「どこどこ会社の人工関節を小さな皮膚切開で入れてください」と言って来る患者さんがいるそうです）。

これを開発、販売している企業にしてみれば、製品として考えられますが、患者から見れば「膝の痛みを取るサービス」ととらえます。そうすると、この手術を行う医師は、どのようにとらえるでしょう。当然、製品に付随したサービスとして、医師自身のスキルにサービス

(図表10-3)

医療分野でのプロダクトとは

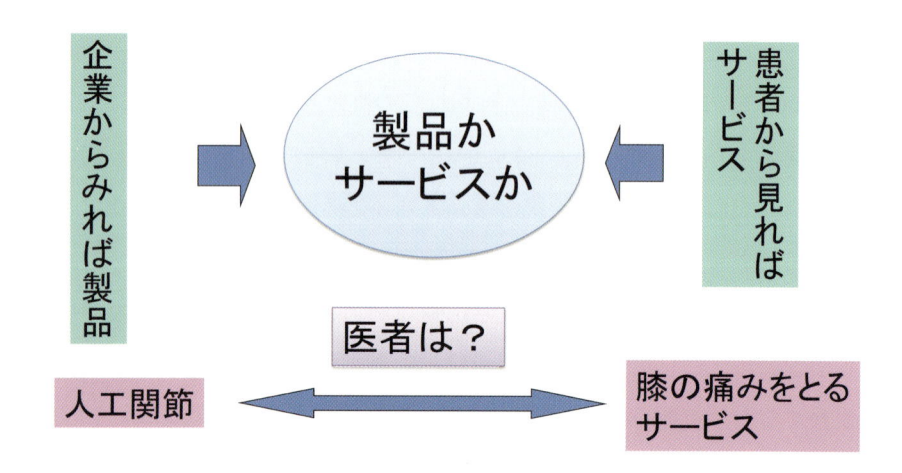

企業からみれば製品 → 製品か サービスか ← 患者から見ればサービス

医者は？

人工関節 ←→ 膝の痛みをとるサービス

　の価値が左右されることを認識しておかなければなりません。それ以外に、患者さんの筋力なども、手術後の歩行能力に関係するので、患者自身もサービス品質に関与するわけです（図表10-3）。

　アメリカで長年小児外科医をされていた木村建先生は、日本とアメリカの外科医の違いを次のように分析しています。

　日本では、医師は病院の中で働く医・院同業であるので、外科医の質は病院という鎧の中に隠れている可能性があります。一方アメリカでは、外科医は、病院というハードを手術室の使用料や材料費、入院・検査費を払って利用するだけで、ソフトとしての医師の業務は診察など患者と向き合い、診察料をいただき、画像診断の読影料や手術料をいただくので医・院分業であり、そのため外科医の質が非常にわかり

やすい、とのことです。したがって、外科医としては、社会的に認知された専門医といえる、と述べています。

　それでは、プロフェッショナルとして、スキルの高い治療が実践できる医師を育てるのは、誰が責任を持っているのでしょうか？　この点は、現在の日本では、非常にわかりにくいのが現実です。当然、医師個人としても、あるいは手術チームなどとしても、教育やトレーニングは不可欠です。

　この教育・トレーニングに、インセンティブや責任があるのは国でしょうか、医師個人やチームでしょうか、医療施設でしょうか、使用する医療機器のメーカーでしょうか、学会でしょうか、医局でしょうか。

　筆者がアメリカ留学中には、手術をマスターするために、屍体でのトレーニングによく参加していました。また、友人の医師に紹介状を書いてもらったり、自分で手紙を書いては、手術をよくやっている医師のもとに手術や診察の見学に行きました。

　現在は、医療器械メーカーが、自社製品の使用のためのトレーニングに、また屍体でのトレーニングに海外に医師を連れて行ったり、学会が、優秀な論文を書いた学会員に、海外のカウンターパートの学会に参加させ、同時にいくつかの医療施設を見学する斡旋をしているのが現状です。

　国は2013年に、専門医の在り方に関する検討会の報告書をまとめ、現在までいろいろな学会が独自に運用していた認定医や専門医を、あらたに「それぞれの診療領域における適切な教育を受けて十分な知

識・経験を持ち、患者から信頼される標準的な医療を提供できる医師」と定義した専門医制度を、中立的な第三者機関のもとで、統一的に2017年頃からスタートしようとしています。

　このなかで強調されているのは、プロフェッショナル・オートノミー（専門家による自律性）で、養成プログラムを充実させることを目的にしています（厚生労働省、専門医の在り方）。社会にとって、わかりやすいプロフェッショナルとしての医師の姿が、ようやく見えてくるのだと思います。

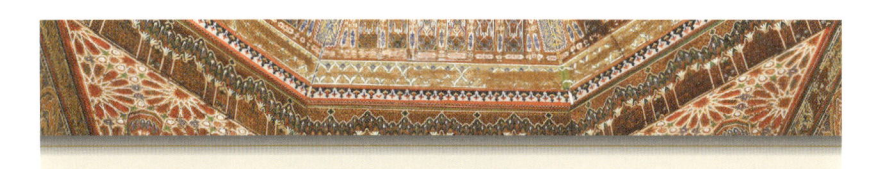

11 医療・福祉現場の情動

　医療・福祉経営を論じる場合に、避けて通れないことに「職場での情動の影響」があります。多職能がチームとして現場で協働し、また、いわゆる高信頼性組織として患者に価値を生み出していく上で、情動は大きく影響すると思われます。

　しかし、経営学の中でも比較的新しい研究領域なので、医療・福祉経営の中で注目されることは少なかったのではないでしょうか。

　医療・福祉現場で、情動が影響する特徴的な場面は2つ考えられます。顧客である患者や福祉サービスを受ける人に対しての、いわゆるサービス・エンカウンターの場面と、組織内部において手術などのチームとして協働する場合の情動の影響です。

　まず、第1のサービス・エンカウンターでの情動は、医師の教育ではそれほど取り上げられてきませんでした。自然科学としての医学を実践する医療では、サービス・エンカウンターでのサービスの「売り手」と「買い手」である「医療者」と「患者」の情動は、二の次にされてきたのが現実です。

　また、専門領域が細分化されてきた医療分野の中で、情動は置き去

りにされてきたのも、現在の医療の現実といえるでしょう。

　一方、看護職では、1970年代の「cureからcare」への転換の流れで、疾患の治癒だけを目的にとらえがちだったのを、患者が自分自身の「生」を生きる「人」として看護に視点が変わってきたようです。1980年代には、アメリカの社会学者であるホックシールドが、個人が自らの抱く感情がその場において当然抱くとされるものと異なる時に、それを自らが管理しようとすることを「感情管理」と呼び、そのような感情管理を課せられる職務を「感情労働」と呼んだそうです。

　看護職では感情管理し、感情規制が必須であると考えられています。そのような例に、以下のような項目があげられています（武井）。

- 患者に対して個人的な感情を持ってはいけない
- 患者に対して怒ってはいけない
- 泣いたり取り乱したりしてはいけない
- 大笑いしてはいけない
- あまりになれなれしい態度をとってはいけない
- 患者を過度に甘やかしてはならない

などです。

　また、パットナムは、看護職は患者のニーズを的確に判断し、それに応えることが職務なので、その判断を的確に行うためには、患者との間に冷静さと距離が必要であることを指摘しています。しかし一方で、患者や家族の喜びや悲しみに共感することも、サービス・エンカウンターにおいては重要です。

アドボカシー・マーケティングで強調したのは、顧客との信頼関係を形成する上において、顧客の気持ちにコミットメントすることです。社会人大学院生とのセッションで筆者が例にあげたのが、筆者と一緒に仕事をしていた、あるスポーツドクターの例です。

この医師は、自分がチームドクターとして契約している大学生チームへの思い入れが非常に強く、勝っても負けても選手たちと一緒に感動していました。筆者は、ドクターとしては中立的な判断ができなくなるのではないか、と危惧していましたが、自分の対応できる領域も徐々に広げ、成長しています。

勝つことを使命としている、いわゆるチャンピオンスポーツのチームドクターの役割は、選手たちが十分にパフォーマンスを発揮できるようにチームをサポートすることなので、自分が選手と一緒にヒーローであるというような勘違いをしてはいけないのですが、本人は、このような自分の立場に非常に満足した人生を送っています。

また、プライマリーケア医のマックウィニィーは、「癒す」関与とは医師から患者への気配りと存在そのものであり、「感情的関与の落とし穴」を避けるにはマインドフルネス、気づき、感情のコントロール、非利己的感情の喚起が必要であると指摘しています。

筆者は、サービス・エンカウンターでの情動は難しいものがありますが、以前考えられていたほど感情規制は必要でなく、むしろもっと共感しながら、情動を共有してもいいのではないかと思っています。ただし、その場合であってもメタ認知がきちんとでき、疾患などのクライアントの状況や状態を分析できるプロフェッショナルとしてのス

キルは、不可欠だと思います。

　一方、高信頼性組織においての情動の影響はどうでしょうか？　認知エラーやチームプレー、個々のモチベーションに情動は影響しているはずです。外科医がリードする手術チームも、それにかかわるメンバーによっては、プラスにもマイナスにも情動が影響します。手術室が20程度のある病院の手術室管理者のもとにも、外科医がチーム構成について、希望や要求を言ってくることがあるそうです。

　しかし、手術室全体の管理を考えた場合、個々の医師の希望に添えるとは限らず、その場合には「このチームは、今は若いチームですが、いまに技術的にはレベルアップするはずです。それをリードできるのは先生だからこそなので、よろしくお願いします。」と言って断るそうです。

　できれば、どのような場面でも、最高のパフォーマンスを発揮できる手術チームであればいいのですが、直接介助する看護師だけでなく、周囲でサポートするスタッフを含めて、チームの中に1人レベルが低いメンバーがいても、チームのレベルは下がるのが現実です。当然、教育も行ってはいますが、現場ではさまざまな情動がうごめく中で、高信頼性組織としての役割を果たしているというのが、日本の医療・福祉現場の現実なのではないでしょうか？

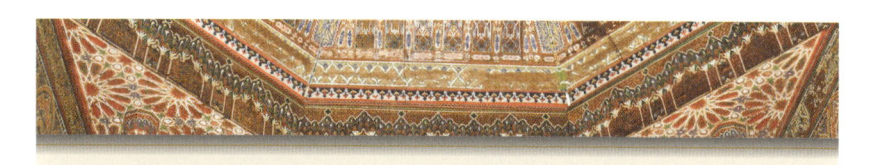

12 医療現場のキャリアデザイン

　筆者が経営学の勉強を始めたのは、「なぜ、自分ができることを若い医師に、言葉で伝えることができないのだろう」ということがきっかけでした。医師になって以来、研修や学会、手術見学などで主に言葉に置き換えられる知識、技術を身につけてきていました。

　ところが、それを伝えようとした時に、自分では理解しておりできるのですが、これを表現できないことがあり、そのために伝えることができなかったのです。これは、医学という自然科学の中で、言葉にできるものだけが真実であり、逆に「真実は言葉にできる」という世界観の中でキャリアを進めている人には、まったく理解できないことでした。しかし、経営学大学院での組織論の1日目に、暗黙知と形式知についての説明を聞いてから、まさにこれが悩んでいたことだったのがわかったのです。

　さらに、暗黙知はそのままでは人には伝えられず、形式知に転換し、さらに形式知を形式知に、また、形式知を暗黙知にしながら知を創造、伝達していく、いわゆるSECIモデルによって「知」は創造されることが、すでに学問として存在しており、これこそが業務を実践をする

上で不可欠であることが初めてわかったのです。

　手術などは、ツールや材料とともに手術テクニック（術式）も、最初は一部の人がイノベーションを起こし、これがスキルのある一部の人々に採用されながら、医学会などやプライベートな情報共有や議論などから標準化されていき、またイノベーションが起こり、標準化されていくという過程で発展していきます。その過程で、新たな知識が生まれ、新たなスキルやツールが生み出されるのです。

　1人のイノベーターのアイデアがきっかけにはなるのですが、多くのフォロワーによって、細かな工夫や改良が加えられます。学会で勉強することは、このような新たな情報に早く接することができる方法であり、常にキャッチアップしていかなければなりません。

　また、言語化した情報だけでは、実際の現場では使えないスキルもあり、そのために、手術や診療の現場を見学に行かなければならないことも多々あります。このような言語化しにくい外科医のスキルは、医学会では、art（技）と表現したり、pearl（こつ）などと表現していました。

　今では、スポーツ選手などの膝や肩などの関節の手術には不可欠の関節鏡という道具も、1970年代から使われだし、初期には診断として観察するだけでしたが、1990年代には、手術にも使われ始めた時期でした。また当初は、おもに膝関節に使われていたのですが、肩や足首、肘の関節などにも応用され始めた時期です。

　筆者がアメリカにいた1992年から1994年には、肩や膝の新たな手術方法がイノベーターによって開発され、筆者自身、その勉強に各地の

外科医の手術の見学に行ったり、屍体を使った実践セミナーなどにもよく参加していました。日本に帰国してからは、実践でそのような手術を行おうとするのですが、日本で入手できるツールやアシスタントの限界、自分自身の未熟さなど多くの障壁を自覚しつつ、時には手術時間が予定より大幅に延長したり、手術方法を変更したりしながら、自らのスキルおよびチームとしてのスキルを確立していかなければなりませんでした。

現在の手術は、術者が1人だけ手術を理解していても、手術にかかわるスタッフや術後のリハビリを行う理学療法士なども、十分に理解していなければ良い結果は出せないのです。まさに医療現場では、どのドメインで、どのような患者を対象にするかによって、チームを形成するメンバーあるいはチームとしてのキャリアデザインが必要になるのです。

金井は、職業人として組織の中で流されながらも、節目節目は自分自身でデザインしながら、キャリアを重ねることの大切さを強調しています。また、職場だけでなく、家族と一緒に個人の生涯発達、家族の発達の歴史としてキャリアをデザインすることが大切だと指摘しています。

サニー・ハンセンは『キャリア開発と統合的ライフ・プランニング』で、キャリアの定義は、単に職業へのマッチングという狭い定義から「生涯を通じた自己概念の発達と実現の持続的なプロセスであり、自己に満足すると同時に、社会に有益になる」という、ドナルド・スーパーの広義の定義を重要視しています。その理由は、人は複数の潜在

能力があり、キャリアを決める時にはある能力を別の能力より優先しているだけで、その能力と職業とを完全に一致する必要はないということです。

ハンセンは、統合的ライフ・プランニングという新しい概念で、人生における以下の6つの重要課題をあげています。

1. 変化するグローバルな文脈の中で、なすべき仕事を見つける
2. 人生を意味ある全体の中に織り込む
3. 家族と仕事をつなぐ
4. 多元性と包含性に価値を置く
5. スピリチュアリティ（精神性・魂・霊性）と人生の目的を探求する
6. 個人の転換（期）と組織の変化のマネジメント

以上のことを重要視しながら、個人のアイデンティティ、人間の発達、人生の役割、文脈といった社会の中での人としての大きな視点から、キャリアを見ていこうというものです。すなわち、個人や家族の幸福や共通善（common good）を重視したものなのです。

やはり、キャリアデザインの分野でも21世紀に入り、人やコミュニティを重視し、短期の成果ではなく長期の視点が求められています。特に、超高齢社会となった日本では、人生を職業からだけでなく、引退してからの人生も長くなっているので、コミュニティの中での役割なども含めて、キャリアデザインを広くとらえることが必要なのではないでしょうか。

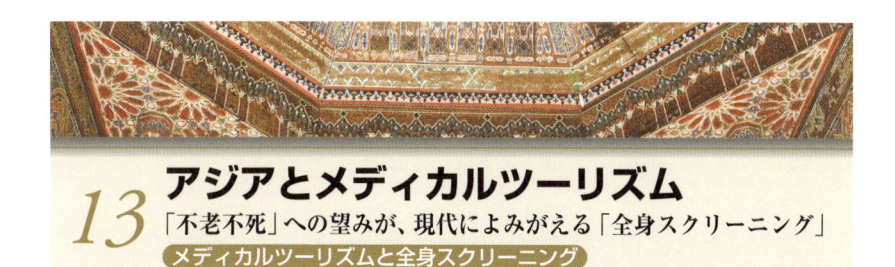

13 アジアとメディカルツーリズム
「不老不死」への望みが、現代によみがえる「全身スクリーニング」
メディカルツーリズムと全身スクリーニング

　秦の始皇帝が「不老不死」を求めたのはなぜでしょう。あるいは、洋の東西を問わず、歴史に名を残す人々が「不老不死」を求めたのはなぜでしょう。少なくとも、歴史に名を残す人ですので、「死は逃れられない現実」であることは理解はしていたのでしょう。その上で「老いる自分をなんとかしたい」というのが、本音だったのではないでしょうか？

　では、なぜ「老いる自分をなんとかしたかった」のでしょう。おそらく、歴史に名を残す人々は、政治などの自分の行っている事業を継続するために、「老いる自分をなんとかしたかった」のではないでしょうか？

　すなわち、人間である以上、いつかは「死」を迎えなければならないことは理解していても、「死」が「いつ」、「どのような形」でやってくるかがわからなければ、自分の行っている事業をどこまで拡大すればいいのか、あるいは、いつ継承を考えなければならないのかを判断できないことが、「不老不死」を求めることにつながっていったのではないでしょうか？

このような思いは、現代でも多くの人が考えることで、特に組織のトップに立つ人たちは、社会や組織に対する責任として「不老不死」は求めなくとも、自らの体の生物学的な限界や現状を理解しておかなければならない、と考えているでしょう。

　人間ドックは、日本発のアイデアです。日本人間ドック学会のホームページによると、1938年に2人の政治家が、東京大学の内科に健康診断の目的で入院したのを、船のドック入りに例えたのが始まりだそうです。1970年頃からは、一般にも「人間ドック」として、1日かけて行う健康診断が普及していました。

　しかし、全身の画像を撮るには時間を含めたコストがかかり、医師の理学所見もスクリーニングとしては不十分なので、一部の時間のある人や富裕層にのみ利用されていたのが現実です。現在は、CTやMRIなどの画像診断装置の高機能化や、PET-CTなどの細胞レベルの機能を画像化できる技術の開発により、がんの描出や血管の描出が可能になっています。

　さらに、これらの機器によって画像診断のコストが低下し、肺や肝臓などのがんのリスクの比較的高い実質臓器だけでなく、膵臓や甲状腺、腎臓などの頻度の低い実質臓器も、チェックできるようになりました。

　また、上部下部消化管の内視鏡技術や、それに付随する薬剤の改良により、より少ない負担で消化管の検査ができるようになり、食道、胃、大腸のチェックが容易になりました。また、血液検査でも各種のがんマーカーや代謝疾患もスクリーニングができるようになっていま

(図表13-1)　　　　　　　世界のがん死亡

順位	男性		女性	
1	肺・気管支がん	951,000	乳がん	458,400
2	肝がん	478,300	肺・気管支がん	427,400
3	胃がん	464,400	大腸・直腸がん	288,100
4	大腸・直腸がん	320,600	子宮頸がん	275,100
5	食道がん	276,100	胃がん	273,600
6	前立腺がん	258,400	肝がん	217,600
7	白血病	143,700	卵巣がん	140,200
8	膵臓がん	138,100	食道がん	130,700
9	膀胱がん	112,300	膵臓がん	127,900
10	非ホジキンリンパ腫	109,500	白血病	113,800
その他		4,225,700		3,345,800

Global Cancer Facts & Figures 2nd Edition

す。

　WHOの2008年のデータによれば、非感染性の死亡原因の1位は「心疾患」で2位はいろんな部位の悪性腫瘍（図表13-1）（http://apps.who.int/gho/data/node.main.887?lang=en）、3位は脳血管障害です。

　日本では、『平成22年　人口動態統計』によると、死亡原因の第1位は悪性新生物、第2位は心疾患、第3位は脳血管障害でした。悪性新生物では、男性は肺、胃、大腸、肝の順で、女性は大腸、肺、胃、乳房、肝、子宮の順になっています。

　マクロレベルでは、日本で取り組んでいるようなメタボリック・シンドロームにターゲットを絞った特定保健指導や、職場の健康診断な

どによる社会全体のリスク軽減が重要ですが、個人のレベルでいえば、死につながる可能性のある疾患をチェックするのと、発見できればそれを排除したいという思いは、世界中の人にあるのでしょう。

したがって、死亡原因としての頻度の高い疾患や、現在の医療技術で可能な疾患のスクリーニングを望む人は、世界中にいることは確かです。

筆者は、2013年12月30日、31日の2日間で、韓国、テジョン市のソン・ヘルスケア・インターナショナルで、PET-CTや脳MRI＋MRAを含む全身スクリーニングを行いました。その経験をもとに、現在の世界的なメディカルツーリズムのひとつの潮流になりつつある「全身スクリーニング」について解説します。

1） ソン・ヘルスケア・インターナショナルの概略

ソン・ヘルスケア・インターナショナルは、1966年に整形外科病院として開院したソン病院グループのユソンソン病院に併設して、2012年8月に韓国、テジョン市にオープンしました。

ソンCEOによると、設計・施行は、アメリカの病院専門の建設会社のHDR Architectureに発注したそうです。2013年3月には、Joint Commission International（JCI）の認定を受けており、現在のところ、世界で最大の健診センターです。

隣接するユソンソン病院では、一般外科をはじめ、神経科、耳鼻科、整形外科などの治療を行っており、また、数キロ離れたテジョン市内には救急病院と、さらにJCIの認定を受けた100以上の治療ベッドを

有するソン歯科病院があります。

　健診用の設備は、冠動脈撮影を行う256列CT、脳血管検査を行う3.0テスラMRI、心臓、腹部、前立腺用の各種エコー検査装置、PET-CT、乳腺撮影用のX線装置およびエコー診断装置、消化管内視鏡カメラ、骨密度測定用DEXAが導入されています。健診には、現在は1日に300人以上が来院してそうです。

　また、併設してスキンセンターとデンタルセンターがあり、がんセンターには外科手術チームに加えて、低侵襲放射線療法を行うRAPID ARC®を備えています。また、これらの画像はすべてPACSで、電子カルテに共有されるようになっています。

2） スクリーニングの内容

　スクリーニングの内容は、死亡原因として、第1位から第3位を占める心疾患、脳血管障害、がんを主にターゲットにしており、さらに男性、女性特有のがんもターゲットにしています。また、代謝疾患やソン病院の特徴である歯科疾患、耳鼻咽喉科の健診も可能になっています。

　基本プログラムは、図表13-2のような内容ですが、特別プログラムとして心疾患、脳血管疾患を対象にした各種画像診断が用意されています。また、個人個人のリスクに応じて、PET-CTや脊椎MRIなどの追加プログラムも用意されています（図表13-3）。

(図表13-2) 基本プログラム

身体測定	身長、体重、BMI
眼検査	視野、眼圧、眼底
聴検査	聴機能
肺検査	胸部Ｘ線、肺機能
循環器	血圧、脈拍、心電図
消化器検査	上部消化管、腹部エコー、便検査
歯科検査	歯牙健診
血液検査	一般検査、血液型、電解質、甲状腺機能、HB、HC、腎機能、糖尿病、尿酸、RAマーカー、HIV、梅毒、肝機能、膵機能、脂質、腫瘍マーカー
尿検査	尿検査
婦人科検査	PAPスメア、マンモグラフィー
筋骨格	骨密度（女性）

(図表13-3) 特別項目

脳血管	神経科医診察、認知症チェック、ホモシスチンテスト、脳MRI＋MRA、脳ドップラー、PWV
心臓循環器	循環器医＋神経科医診察、ホモシスチンテスト、心エコー、心臓CT、PWV、トレッドミル
脳血管＋心臓循環器	循環器医＋神経科医診察、認知症チェック、ホモシスチンテスト、心エコー、心臓CT、PWV、トレッドミル
消化器	ヘリコバクターピロリ血清検査、肝炎ウイルス検査、大腸内視鏡、腹部CT
肺がん	肺がんマーカー、喀痰細胞診、胸部Ｘ線、胸部CT
5大がん	肺がんマーカー、大腸内視鏡、甲状腺エコー、乳腺エコー、胸部Ｘ線、胸腹部CT
PET-CT	PET-CT（全身）／PET-CT（脳）／PET-CT（全身＋脳）
ハネムーン／妊娠前	風疹（女性）、乳腺エコー、HAV IgG、甲状腺エコー

13. アジアとメディカルツーリズム

女性器がん	女性ホルモンテスト／細胞診、大腸内視鏡、骨盤エコー、乳腺エコー、甲状腺エコー、腹部 CT
生理機能	有機酸、ミネラルテスト、活性酸素、鉄欠乏性貧血、代謝機能
アンチエイジング	IGF-1、性ホルモン、AGHDA、体力年齢テスト、活性酸素、コエンザイム Q10

追加プログラム
- PET-CT（全身）
- PET-CT（腹部、胸部）
- PET-CT（脳）
- CT（部分的）
- CT（心臓）
- CT（腹部）
- MRI＋MRA（脳）
- MRI（全脊椎）
- エコー（部分）
- 骨盤エコー（女性）

1泊2日コースでは、海外からの受診者にも対応できるようにコーディネーターが帯同し、5つ星ホテルクラスのスイートルームに宿泊して以下の検査を行うようにしています。
- CT（心臓）
- MRI＋MRA（脳）
- PET-CT（全身）
- 心エコー
- 唾液 DNA テスト
- 貧血・脂質
- ホモシスチンテスト
- 肝炎ウイルス
- リウマチ検査
- がんマーカー
- 喀痰細胞診
- 性ホルモン
- 前立腺エコー（男性）
- 骨代謝マーカー
- 乳腺エコー
- 甲状腺エコー
- 骨盤エコー（女性）
- 子宮鏡、細胞診（女性）
- HPV テスト（女性）

3） スクリーニングの実際

　海外からの受診者には、バスがインチョン空港まで迎えに来ます。インチョン空港からテジョンのソン・ヘルスケア・インターナショナルまでは、高速道路で約2時間かかりますが、バスも内部を改装し、ゆったり座れるようになっています。

　筆者は、2013年12月29日に関西国際空港を出発し、インチョン空港に到着後、ソウルを経由し、KTXで1時間でテジョン市に到着しました。テジョン駅には、ソン・ヘルスケア・インターナショナルのユン・ソンジュン看護師が迎えに来てくれていました（写真13-1）。

　2007年から2013年9月まで、アメリカ、テキサス州で看護師をしていたそうで、海外からのスクリーニング受診者のコーディネーターをしているということでした。30日、31日の2日間、筆者に付き添って検査を進めてくれました。

　宿泊は、5つ星ホテルクラスの広さとアメニティが備えられており、歯ブラシや練り歯磨きまで Sun Medical Center のロゴが入れられていました（写真13-2、3、4）。スケジュールは、1泊2日の Prestige Program の予定でしたが、各検査施設とのスケジュールを調整して、前もってメールで予定表が送られてきていました。

　しかし、30日のスクリーニング開始前の担当プライマリーケア医との問診で、いくつかの希望を組み入れてもらい、前立腺エコーなどを追加しました（図表13-4、5）。

　また、PET-CTと冠動脈のMDCTを同一日に行うのは、被曝量が少し多くなる危惧があったものの、検査を行うことにしました（写真

（図表13-4） 2013年12月30日のスケジュール

時間	項目
08：30	予診（家庭医）
09：00	身体検査（身体測定、眼検査、聴力検査、骨密度、胸部Ｘ線、肺機能、EKG、尿検査、腹部／甲状腺エコー）
10：00	PET CT（追加）
11：00	脳 MRI＋MRA
13：30	昼食（カフェテリア）
14：30	脳ドップラー
15：30	耳鼻科検診 Exam（Ear, Nose, Throat）
16：00	冠動脈造影 Heart MDCT、腹部／胸部 CT
16：30	心エコー
18：00	軽食
20：00	消化管内視鏡の準備

（図表13-5） 2013年12月31日のスケジュール

時間	項目
08：30	胃大腸内視鏡
10：00	内視鏡の結果説明
11：00	脳ドップラー
11：30	循環器科医の結果および画像説明
11：50	神経科医の結果および画像説明
12：30	昼食
14：00	耳鼻咽喉科健診
14：30	歯科口腔外科　結果説明

（写真13-1）

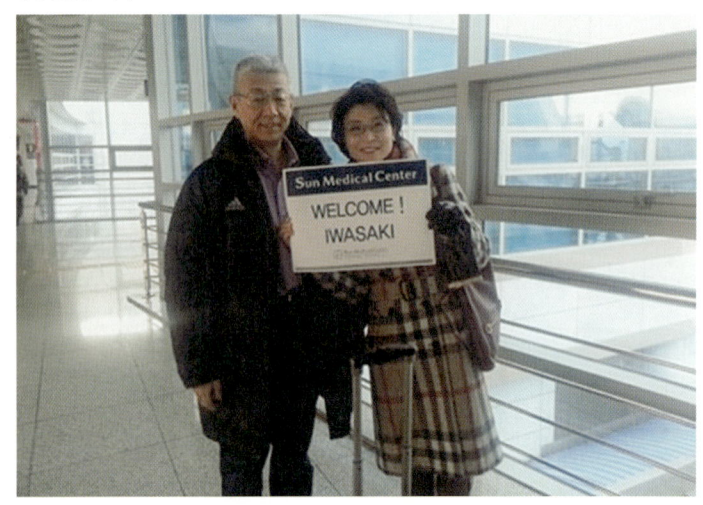

コーディネーターのユ・サンジュン看護師がテジョン駅に出迎えに来てくれていました。

（写真13-2）

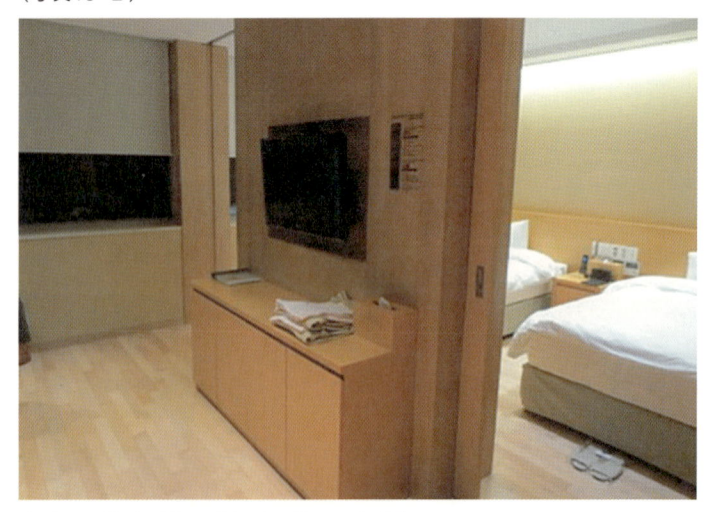

クイーンサイズのツインベッドルームです。

13. アジアとメディカルツーリズム

（写真13-3）

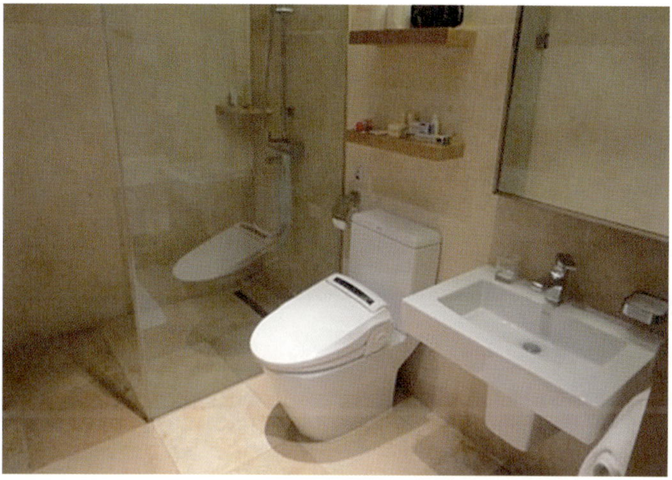

ソン CEO みずからが中国に見に行ったという大理石を使ったシャワーとトイレ。

（写真13-4）

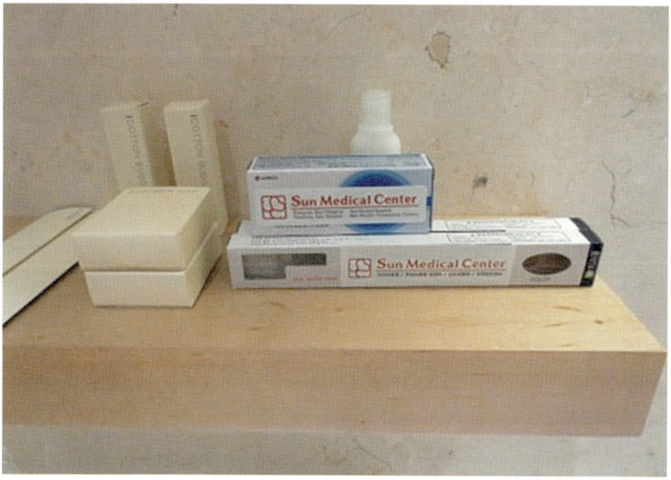

Sun Medical Center のロゴの入った歯ブラシと練り歯磨きが用意されていました。

13-5)。午前8時半から身体計測から始め、呼吸機能、歯科のパノラマ撮影、骨密度、血液検査、尿検査と流れ作業で進めていきました。

当日は、基本スクリーニングの予約が約300人入っているとのことで、1つのフロアーの各検査室で、名前が出る順番で呼ばれて、検査がスムーズに進められていました（写真13-6）。

午前中に腹部エコー、甲状腺エコー、PET-CTを終え（写真13-7、8、9）、昼食後は冠動脈CT、脳MRI+MRA、心エコーを行いました（写真13-10、11、12）。午後5時には、予定の検査を終え、6時から軽い夕食をいただきました。午後8時からは、翌日の消化管内視鏡に備えて準備を始めました（写真13-13）。

31日は、午前9時から上部、下部消化管内視鏡検査を受けました（写真13-14）。麻酔下に検査を行ったために、麻酔から覚醒するまでは、ベッドに移動されていました（写真13-15）。

この日は、約30人程度が内視鏡検査を受けることになっており、場合によっては、大きなポリープ切除を行うこともあるので、1人当たりの時間が長くなり、検査前の待機時間も長くなることがあるとのことでした。内視鏡検査から覚醒後は、脳ドップラー検査を受け、その後は循環器科医による冠動脈CT（写真13-16）と心電図の説明、神経科医による脳MRI+MRAおよび脳ドップラーの説明を受けました。

また、消化管内視鏡の結果は、昼食前に消化器医から説明を受け、胃に小さなポリープが見つかったため、バイオプシーを行ったとのことでした。さらに、昼食後は耳鼻咽喉科医の診察（写真13-17）、歯科口腔外科医による説明がありました。ちなみに、パノラマ撮影では3

（写真13-5）

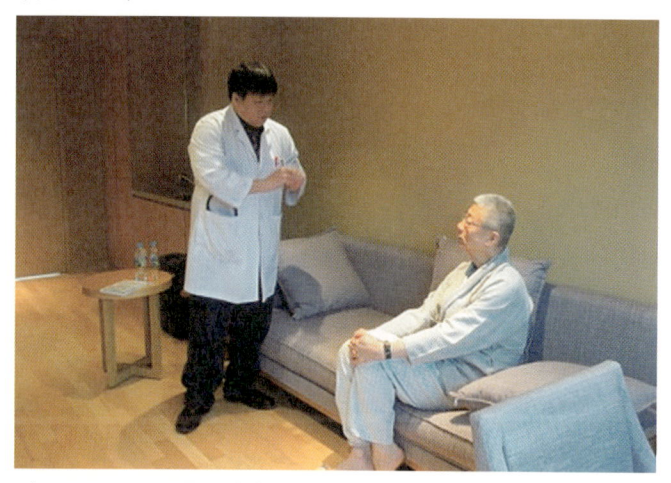

プライマリーケア医が全身スクリーニングのスケジュールについて日本語で説明してくれ、希望に応じていくつか変更の手配をしてくれました。

（写真13-6）

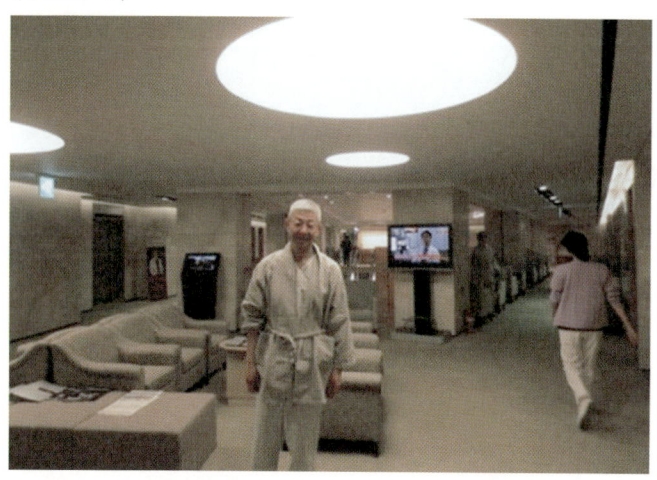

1つのフロアーで身体計測をはじめ、主な検査ができるようになっています。

（写真13-7）

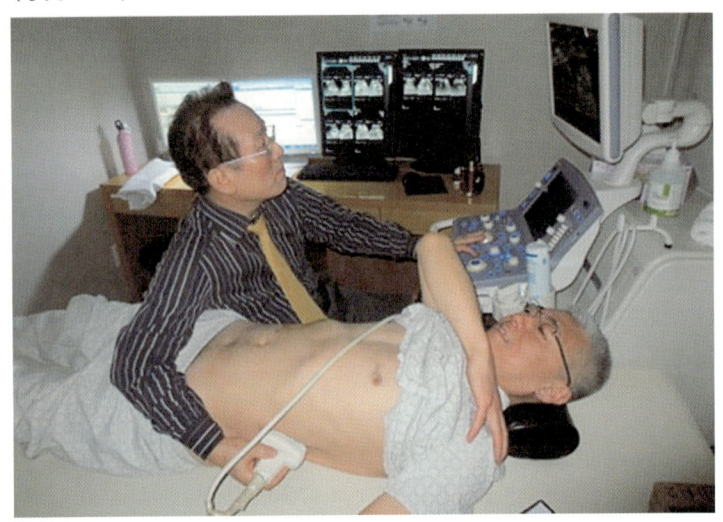

腹部エコー

（写真13-8）

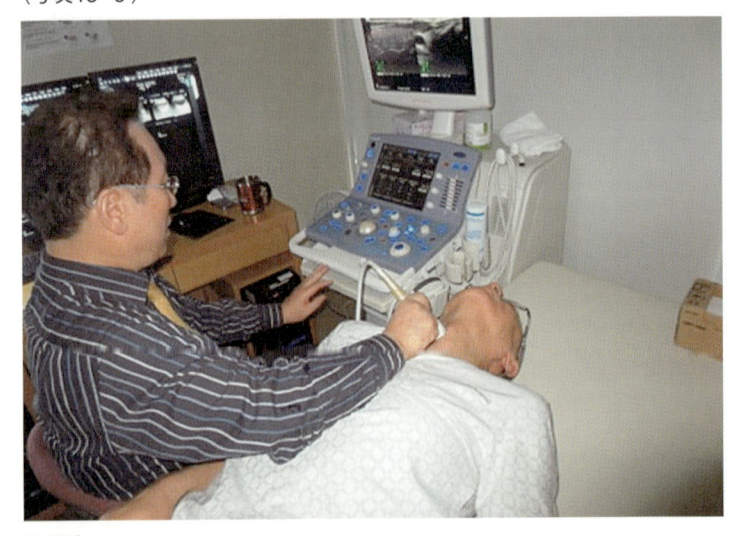

甲状腺エコー

13. アジアとメディカルツーリズム

（写真13-9）

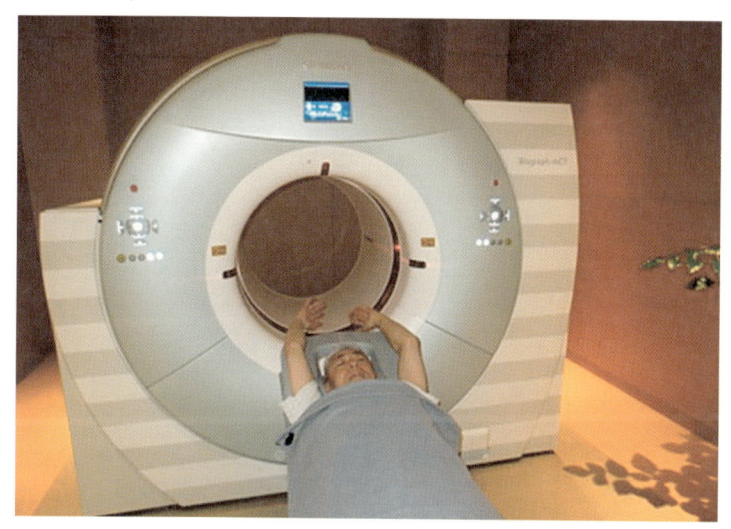

PET-CT

（写真13-10）

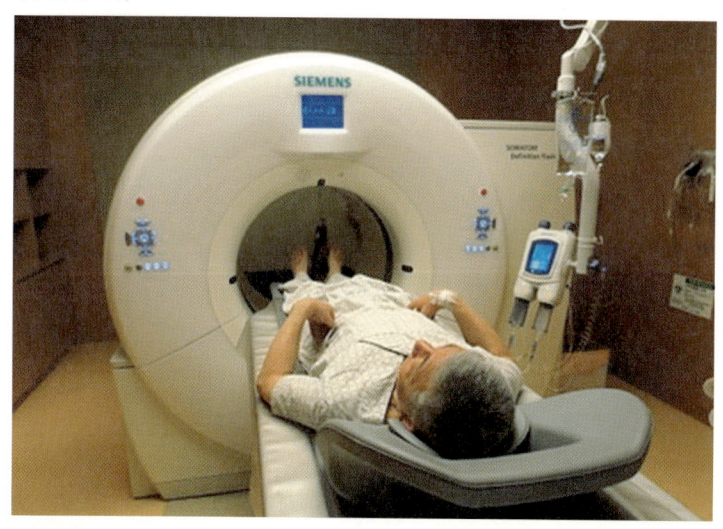

冠動脈 CT

(写真13-11)

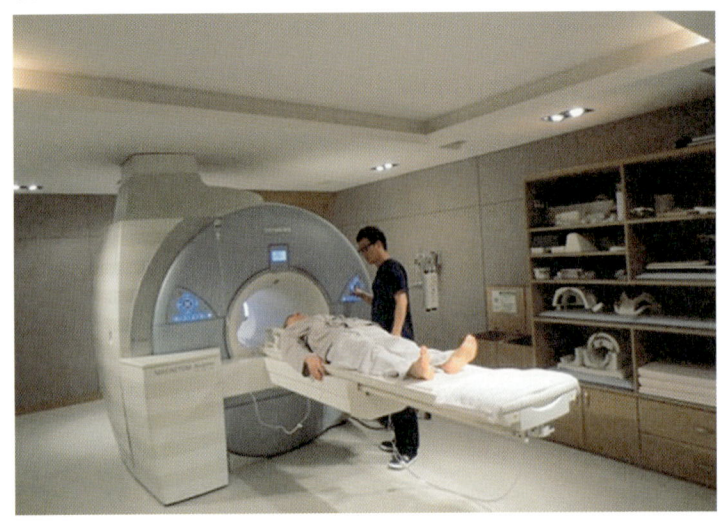

脳 MRI＋MRA

(写真13-12)

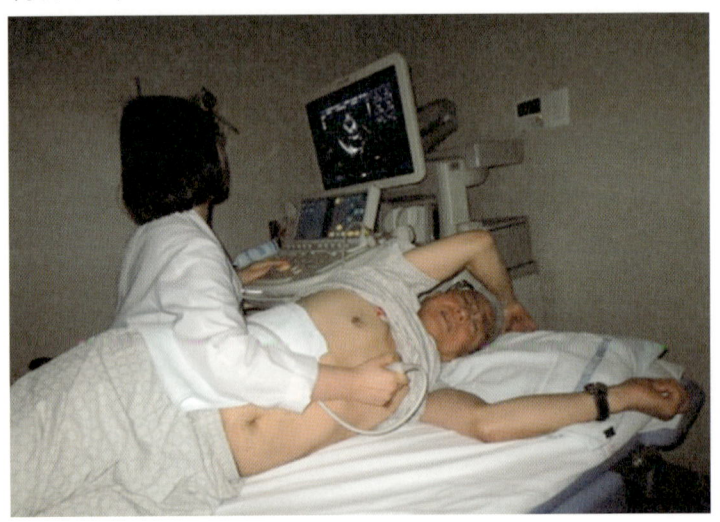

心エコー

13. アジアとメディカルツーリズム

（写真13-13）

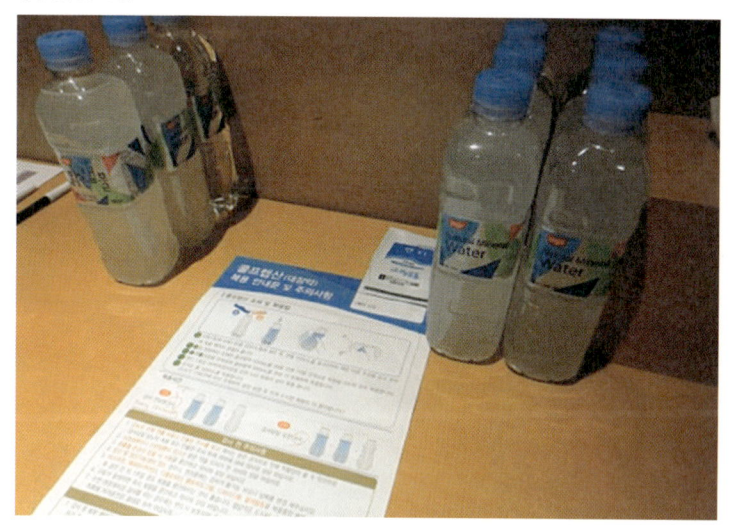

消化管検査のための下剤類が部屋に用意されています。

（写真13-14）

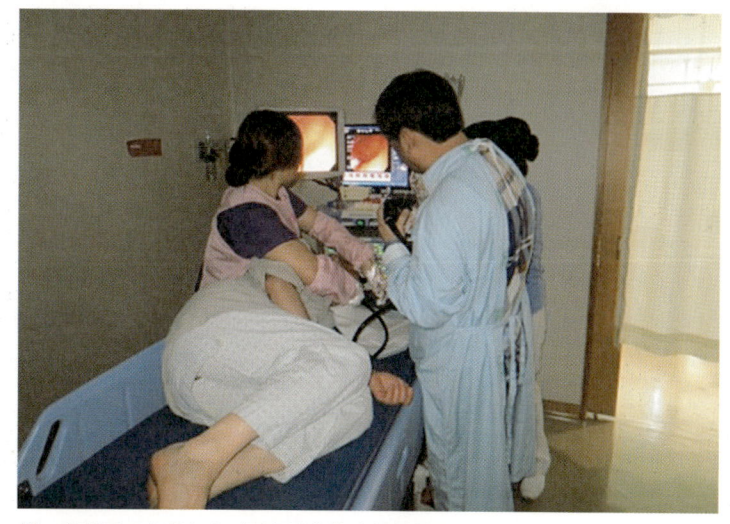

軽い麻酔下で上部および下部消化管内視鏡検査を行います。

113

(写真13-15)

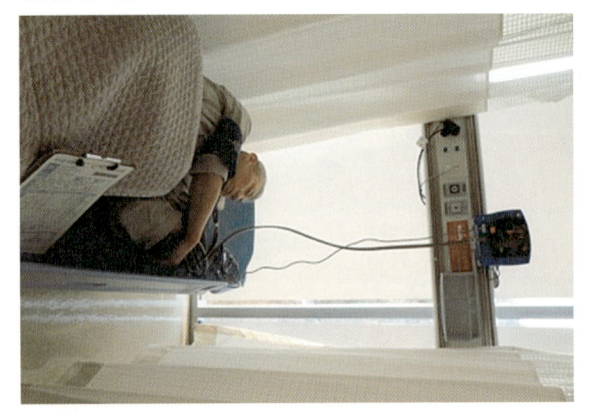

麻酔から覚醒するまでモニターを付けて別のベッドに移動されていました。

(写真13-16)

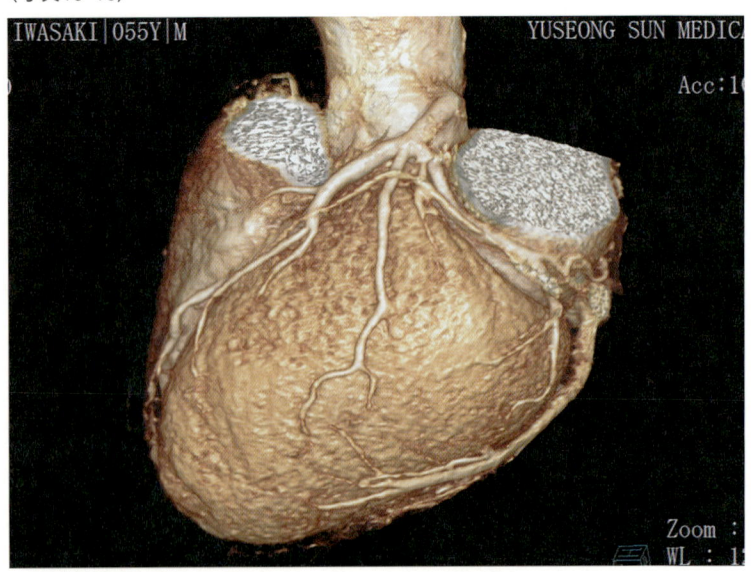

心臓冠動脈造影CTでは冠動脈の狭窄の有無が描出されます。

13. アジアとメディカルツーリズム

(写真13-17)

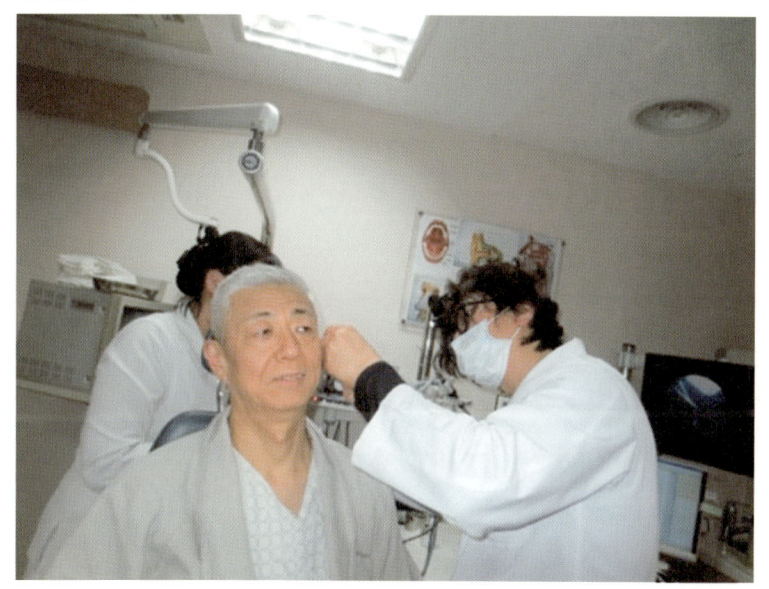

耳鼻咽喉科医による診察。耳垢があるとのことで切除していただきました。これが思ったよりも痛みがありました。

つの「う歯」が確認され、帰国後の歯科受診を勧められました。

　以上で、すべての全身スクリーニングの2日間の予定を終了しました。

【メディカルツーリズムの将来】

　アメリカでは、メイヨークリニックやクリーブランドクリニックなどが、1970年代から高度な医療を求めてくる中近東の富裕層を受け入れていました。また、ヨーロッパでも、フランスなどはアフリカの旧植民地の医療レベルが低い地域からの患者を、経済的な負担をなくし

115

て受け入れる努力はしていたようです。

　アジアでは、インドのアポロ病院の創業者である心臓外科医のレディー医師がアメリカから帰国し、チェンナイで心臓のバイパス手術を始め、人件費やコストが安いために、アメリカなどから手術を受けにインドへ行く人が増えたのが、メディカルツーリズムの始まりだと考えられます。

　その後、1990年代には、タイのブルムングラード病院やバンコク病院、マレーシアのマーコタ病院、シンガポールのマウントエリザベス病院などのパークウェイグループやラッフルズ病院などが、それぞれの特徴のある領域の治療に特化して、先進国より安い費用で、先進国で治療を受けるのと同じ程度に信頼できる治療が受けられることで、多くの海外の患者を引き寄せていました。

　日本では、皆保険制度のもとで、一応国民誰もが必要な医療は受けられるために、あえて費用の安い外国に出かけてまで治療を受ける必然性はありませんでした。お隣の韓国では、2009年から医療ビザの発給を始め、国策としてロシア、モンゴル、カザフスタンやUAEなどの国々との連携を強めています。

　このような治療目的で海外に出かけるのが、本来のメディカルツーリズムですが、いつの間にか観光業と結びつき、特に日本では、中国などアジアからの観光客が増えた2000年代以降、何とか医療と観光を結びつけようという動きが出てきました。

　アジアでは、物価差によって先進国からインドや東南アジアの国々に出かけた際には、医療とともに観光やショッピングに出かけるのは

合理的かもしれませんが、物価が高い現在の日本では、医療のついでに観光ツアーというのは難しいようです。そもそも、観光やショッピングは健康であってこそ楽しめるのであり、病気の治療に海外で出かけたからといって、その近隣の観光地には出かけても、数日間を費やすような本来の観光と結びつけるのは困難でしょう。

　一方、全身スクリーニングの場合は、ある確率で隠れた病気は発見できるものの、本来健康な人が受けるのであり、観光やショッピングと結びつけても受け入れられるでしょう。ソン・ヘルスケア・インターナショナルでは、全身スクリーニング後には、ソウルへのショッピングや済州島にあるヘビチホテル済州と提携して、ゴルフツアーや観光なども企画しています。

　全身スクリーニングの結果は、担当のプライマリーケア医が数日後に済州島まで出かけていって、説明するようになっているとのことでした。

　また、ソン・ヘルスケア・インターナショナルでは、ソンCEO自らがウラジオストック、ハバロフスク、ウランバートル、ハノイ、アブダビ、ドバイなどに施設のプロモーションに出かけ、そのうちのいくつかの都市には海外事務所を設置しています（図表13-6）。

　海外事務所では、全身スクリーニングのプロモーションと同時に、医療レベルの低い国では治療が必要な人からの相談もあり、その場合には、テレビ電話でソン病院の専門医と治療プランについてすぐに相談し、必要な場合には、ソン病院での治療を計画するそうです。2013年12月31日には、ソン・ヘルスケア・インターナショナルに隣接して

（図表13-6）

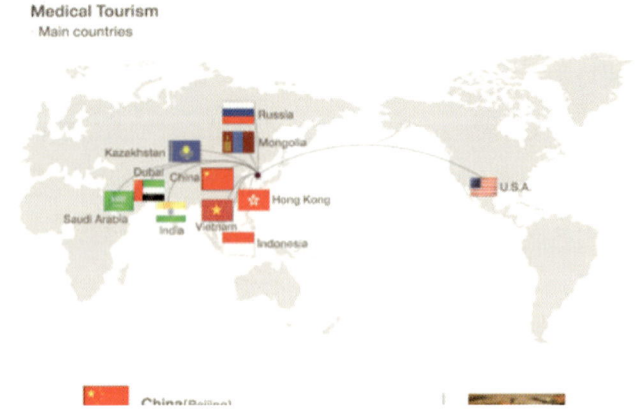

Medical Tourism
Main countries

ソン・ヘルスケア・インターナショナルでは、2013年8月のオープン以来、北京、ウラジオストック、ウランバートル、ハノイ、カザフスタンに海外事務所をオープンしている。

いるユソンソン病院には、モンゴルからの患者をはじめ、約20人の海外からの患者が入院しているため、異国で迎える正月が寂しくないようにという配慮で、パーティーを企画しているとのことでした。

　インターネットやSNSなどによって、情報が容易に共有できるようになった現在、国際的な医療レベルの差は縮小しています。また、賃金格差などの縮小によって、医療費用の格差も縮小してきています。

　さらに、LCCなどにより、格安な航空運賃も容易に利用できるようになってきました。そのような外部環境で、メディカルツーリズムとしてのコアとなるサービスを考えていかなければなりません。

　日本では、人間ドックの歴史があり、予防的な健診は行われてきていました。しかし、医療機器の発展が主に治療の手段として利用されてきていたため、最新のCTやMRI、PET-CTなどをスクリーニング

(図表13-7)

	CT	MRI	医師数	一般病床数	伝染病病床数	療養型病床数	回復期リハビリテーション病床数
あんしん病院		1	12	39			
中央市民病院	5	3	178	690	10		
先端医療センター	1	1	36(兼務)	60			
低侵襲がん医療センター	2	1	11	80			
西記念ポートアイランドリハビリテーション病院	1	1	14			40	96
ポートアイランド病院	1	1	18	60		102	57
ポートアイランド健康開発クリニック(IMDA内)	1	1					
神戸国際フロンティアメディカルセンター	1	1		120			
こども病院	1	2		290			
合　計	13	12	269	1339	10	142	153

に利用するのは、まだまだ不十分なようです。

　実際に、神戸のポートアイランドには8つの病院が集中しており、MRIは12台、CTは13台、PET-CTは3台あります(こども病院、神戸国際フロンティアメディカルセンターを含む)(図表13-7)。

　これらは、主に治療用に使用されているため、アイドル時間は何ら価値を生み出していません。日本の特徴として、病院ごとに分散された高額医療機器が保険診療中心に使われているので、スクリーニングに使うことはそれほどありません。

　また、最新の高額医療機器は、各医療施設ごとに使用することになるので、ソン・ヘルスケア・インターナショナルのように、いくつかの頻度の高い疾患にターゲットを絞って、集中して全身スクリーニン

グをするようになっていません。また、スクリーニング専門の施設にしてしまうと、画像診断の所見や血液検査の数値だけを無機的に報告するようなスクリーニングになってしまい、受診者の生活ストーリーから問題点を浮き彫りにすることができません。

やはり、受診者が望むのは、自身の人生の一場面のスクリーニングから体の現時点の状況だけでなく、将来のリスクにつながるような生活習慣などの問題点を、プロフェッショナルとしての医師から指導を受けることと、問題があれば、専門医と連携して解決策を提示してもらえることなのでしょう。

したがって、スクリーニング施設は、プライマリーケア医のコーディネートのもとで、専門医のいる医療施設との連携は欠かせないといえます。すなわち、心疾患や脳血管疾患などの動脈硬化に伴う疾患などには、食事や運動習慣のチェックや行動変容まで、その人の将来の状態を改善するようなカウンセリングまでできれば、スクリーニングをきっかけに健康を意識した生活習慣を誘導することができ、将来の疾病予防にもつながり、全身スクリーニングの価値が高くなるでしょう。

また、実際に冠動脈造影CTで冠動脈に狭窄が見つかれば、直ちに心臓専門医の診断が受けられることが受診者のニーズになるのでしょう。

図表13-8をご覧ください。受診者は、プライマリーケア医によるカウンセリングで、病歴などの問題点を確認し、全身スクリーニングに選択すべき項目や重点項目を明確にします。次に、画像診断や血液検査などのいわゆる医療機器を用いた検査を行います。

(図表13-8)

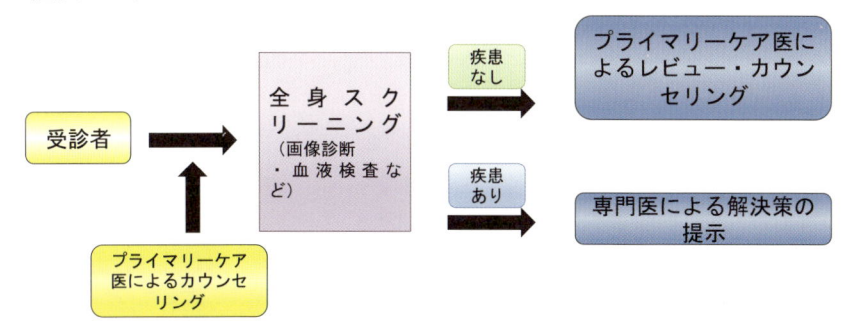

もしも、疾患が見つからなければ、プライマリーケア医から、受診者の生活歴の一場面として切り取った全身スクリーニングの結果から、生活習慣なども含めてレビュー・カウンセリングを行います。これが、受診者の将来の疾病予防につながります。

一方、疾患が見つかれば、直ちに専門医による解決策の提示が受けられます。ただし、治療には大腸のポリープなどのように、その場で可能な疾患もあれば、がんや冠動脈の狭窄などの、さらに精査・計画が必要な疾患もあるので、その場合は、受診者が治療プランや治療を受ける国や医療施設を選択することになります。

2012年に、65歳以上人口が3,000万人を超えた日本ですが、韓国、中国、台湾、タイなどのアジアの国々の高齢人口も、日本の約10年から15年遅れて増加してきます。2050年には、60歳以上の人口比率は、日本、韓国は40％を超え、中国、台湾も30％台になり、ベトナム、タイといった、現在は人口構成の若い国々も20％近くになってきます（図

（図表13-9）　　　　アジア各国の60歳以上人口比率

	2009 (X1000)	2050 (X1000)	2009 (%)	2050 (%)
Japan	37,827	44,914	30	44
Korea	7,304	17,983	15	41
N. Korea	3,413	6,066	14	25
China	160,250	440,439	12	31
Taiwan			11	37
Viet Nume			6	23
Indonesia			6	19
Thailand			9	25

UN, Population ageing and development 2009, www.unpopulation.org!

（図表13-10）　　　　% of Obesity in Asia

			Men		Women	
	Year	Age	BMI 25-29.9	BMI >30	BMI 25-29.9	BMI >30
Japan	2000	35-64	23.9%	2.9%	17.4%	3.3%
Korea	1998	>19	24.3%	1.7%	23.5%	3.0%
China	1995-97	20-74	21.3%	2.1%	21.7%	3.7%

Gill T: Asia Pac J Clin Nutr, 2006, 3-14

表13-9）。

　このときに、日本が健康な高齢社会を実現していることができれば、アジアの国々、ひいては、アフリカなどの人口構成の若い国々が高齢化する過程で、日本の取り組みを参考にすることができます。

　また、肥満もアジアの国々で増加しています。いわゆるメタボリック・シンドロームの原因になる肥満対策も、日本をはじめ、韓国、中

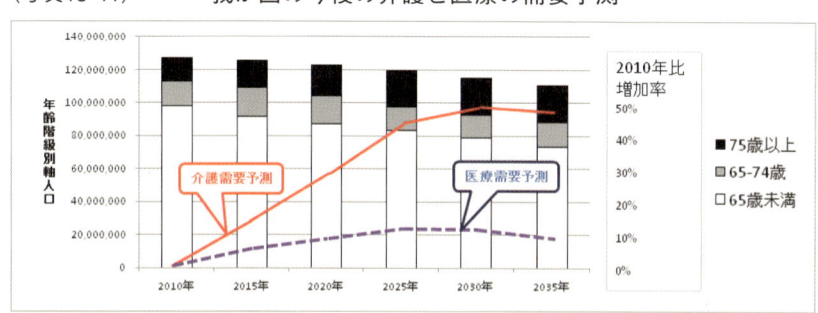

(写真13-11)　　　我が国の今後の介護と医療の需要予測

(東京大学公共政策大学院、高橋　泰　2012. 8 .18)

国などのアジアの国々でも急務になっています（図表13-10）。

　全身スクリーニングが、元気な高齢社会の実現や肥満対策につながることが、国やアジア全体のマクロの問題解決にもつながることになります。

　東南アジアの賃金も上昇し、内外の物価差が小さくなると、必ずしも価格が安いという理由だけで、医療を選ぶことはなくなります。また、世界中で情報が共有でき、医療の技術格差もなくなり、高額医療機器などもコモディティ化してきます。

　LCCなども、アジアの人の移動を容易にします。アジアの人々にとっては、どこで医療を受けても差がない時代になります。円安も追い風にはなりますが、そのような環境で日本が本当にアジアや世界から選ばれるのは、本当のおもてなしなど医療以外も含めて、国をあげての取り組みが必要でしょう。

　一方、大阪市立大学大学院のセッションでは、高齢者福祉施設のア

ジア進出の可能性について議論しました。しかし、日本の介護需要が2030年くらいまで増加することが予測できるので、あえて日本のマーケットを出て行くインセンティブはない、と結論しました。

　それよりも、増加する日本のニーズに対応できる人材確保に向けて、アジアの国々に介護士の教育機関を設置して、日本で働いてもらう方が、アジア地域の需給がマッチングするのではないでしょうか（図表13-11）。

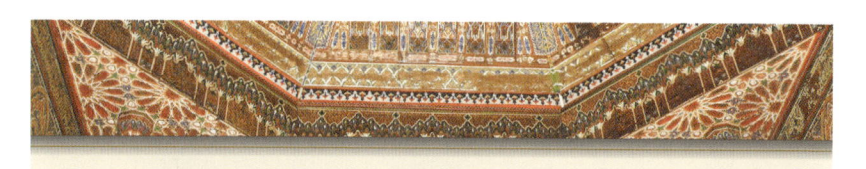

14 医療の幻想から現実へ

　筆者のところに膝の治療に来る方の中に、かなり関節が痛んで、歩行に支障をきたしている方がいます。そのような方には、「人工関節置換術」という、傷んでしまった関節を、金属とポリエチレンでできた関節で作り替えて、歩行能力を改善する手術を説明して勧めます。

　すると、「今まで、何年も別のお医者さんで膝の注射を受けていたのですが、痛みが取れるのであれば、早く手術の説明をしてほしかった。私は、注射を続ければ、膝の痛みは治るものと思い込んでいました。」と言います。関節が著しく傷んでしまっているのは、レントゲンを撮ればわかるので、前医が「注射を続けていれば治ります」と言うことはないはずです。

　したがって、ご本人が「注射を続けていれば治る」と思い込んでおり、歩行が困難になるくらい痛みが強いままで、月に2回ずつ注射を受けに通われていたということです。なぜ、こういうことが起こるのでしょう。

　実は、膝の注射以外にも、このようにして服薬している薬がたくさんあります。ジェローム・グループマンとパメラ・ハーツバンドの『決

められない患者たち』には、高脂血症（脂質代謝異常）に対するスタチンという薬について、服用した場合、服用しなかった場合、のリスクについての議論が書かれています。高脂血症に対する治療の目的は、動脈硬化の予防を通しての心筋梗塞などの心臓発作の予防なのです。

　ここに出ているスーザンという高脂血症の人が、スタチンという薬を服用すると、心臓発作のリスクが30％低下するそうです。この意味は、スーザンのような高脂血症の人が、心臓発作を起こすリスクが1％であれば、300人中3人が発作を起こすわけですが、この300人がスタチンを服用していれば、リスクが30％低下して、1人の発作が防げ、発作を起こす人が2人になるのです。

　つまり、この2人はスタチンを服用していたのもかかわらず、心臓発作を起こすのです。残りの297人は、心臓発作のリスクは1％なので、スタチンを服用していてもいなくても、もともと心臓発作を起こさないはずなので、スタチンによるメリットはないわけです。

　この場合、1人が薬の恩恵を受けるために、300人が治療を受けなければならないのです。このように、1人が恩恵を受けるために治療が必要な人数を「治療必要数」といいます。マックウィニーは、これを脳卒中の薬を服用した場合のリスクの変化で、次のように説明しています（図表14-1）。

（図表14-1）

	脳卒中が発症する人	脳卒中が発症しない人
薬を服用しない(リスク2％)	2人	98人
薬を服用する　(リスク1％)	1人	99人

すなわち、目の前にいる患者さんが、脳卒中を発症するかしないかはわからないが、薬を服用しなければ上段のグループに入ることになり、服用すれば下のグループに入ることになるということです。
　このようなことは、実際の診察の場面では、なかなか説明しきれません。そのために、患者さんが、自分がその治療で治るものと思い込むことは問題です。もちろん、医師の丁寧な説明は不可欠ですが、医療の不確実性や薬の効果についても、現実を理解することは必要です。

　また、筆者は、他院で治療を受けた患者について、弁護士から相談を受けることがあります。普段、普通に話している際には融通が聞き、話題の多い弁護士ですが、いざ法廷での議論になると、厳しくなります。
　筆者は、この弁護士に、患者側の証人として法廷に出ることを求められたこともありますが、「医療では不確実性が高いので、たとえ結果的に不幸な結果になった場合でも、時間経過の中で担当する医師は最大限の努力を払い、情報を集め、治療を行っている」と言っても、依頼人に不利益になることは無視し、有利な証言が得られるまで繰り返します。
　すなわち、司法の視点では、医療が不確実性の中で行為を行っていることは無視しており、グレーゾーンは存在せず、依頼人の最大利益を追求するので、必ずしも真実が明らかになるということが目的ではないようです。したがって、司法の場に、不確実性の高い医療を持ち込むこと自体が無理で、医療と司法との妥協点はないというのが現実

です。

　それでも医療訴訟では、裁判官、原告代理人（弁護士）、被告代理人（弁護士）が、本人調書や証人調書に基づいて、行った医療行為の内容について追求してきます。結果が不良だから裁判になるので、ひとつひとつの医療行為についての判断、行為の理由、根拠を、医療とは直接かかわっていない司法の人々に説明しなければなりません。

　肉体的にも精神的にも非常に負担の重い時間です。

　2014年1月28日に、厚生労働省が、医療事故の原因究明と再発防止のための「医療版事故調査委員会」の設置を、国会に提出することが報じられました。不確実である医療の中で生じた有害事象から真実を突き止め、問題点を明らかにし、再発防止に役立てるためには、司法とは異なるこのような機関が必要です。

　医療者が萎縮せずに、積極的に治療に取り組めるような、社会にとってよりよい医療をサポートする役割を担って欲しいものです。

　小松秀樹は『医療の限界』の中で、1990年代の「ニューイングランド・ジャーナル・オブ・メディシン」の論文を紹介しています。それによると、入院患者の医療行為を後から見て医療過誤だといえるのが、31,429件中280件（0.89％）あり、このうち医療訴訟になったのが8件（2.9％）で、この間に医療訴訟になったのは51件（0.16％）だったということです。

　つまり、医療訴訟は、必ずしも医療過誤があった場合に限っていないし、逆に医療過誤があった場合でも、必ず医療訴訟にはなっていないということです。小松が強調しているのは、過誤のない例にも約半

数に賠償金が支払われており、過誤の有無と訴訟の帰結には、あまり関係がなかったということです。

医療と現実が乖離したままでは、社会のニーズと医療とのミスマッチは解消されません。病院には、患者のニーズに対応できないことや、他国の医療システムや他の産業の発展のスピードについて行っていないことがあります。

医療施設は、30年から40年で構造が陳腐化します。また、新しい耐震基準に適応できていなかったり、防火施設が不十分な施設もあります。効果の定義が一般的でないために、誤解を生んでいる薬もあります。

行政は、制度の変更が頻繁で、社会構造の変化やインターネットなどのインフラの変化にはついて行けず、行政サービスとして医療や福祉への自らの介入は限界で、行政誘導のみが中心になっています。このような乖離を埋めるために、医療者自身の制度の理解や、医療格差の縮小につながるような制度利用による公共の利得についての理解が不可欠です。

また、福祉もセーフティーネットしての国民的理解や、社会福祉士などの保健、医療、福祉の専門領域を熟知し、つぎはぎだらけの制度を現場で有効に使える人の育成が急務です。また、社会やコミュニティも人のつながりを継続し、社会参加と社会貢献を押し進めながら、地域の健康づくり、町づくりに取り組むことが、健康寿命の延伸・健康格差の縮小につながると考えています。

大阪市立大学大学院でのセッションでは、この医療・福祉経営論を

終えるにあたり、医療における影ともいえる話をしました。それは、医療材料の流通過程における問題です。

グループマンが『医者は現場でどう考えるか』の中で、「医療市場の怪物」と呼んで、製薬会社や医療材料会社が医師に対して、研修会と称して多額の旅行費用を出したり、食事に接待したりする問題を指摘しています。このような接待や旅行費用の供出は、現在、アメリカでは非常に厳しくなっています。日本でも同じく、製薬会社や医療材料会社の医師に対する直接的な利益供与はできなくなっています。

そこで、現れたのが「ブローカー」と呼ばれる人たちです。例えば、ある医療材料を医師が使う場合に、医療材料会社からディーラーを通して病院に納入されます。このときに、納入価格はポーターの5つの競争要因にあげられる、買い手の交渉力や供給業者の交渉力などで決まるはずですが、医療材料の場合は、その病院の医師の使用する意思に大きく影響します。

すなわち、医師が使用する医療材料は、病院は納入せざるを得ません。このときに、以前は医療材料会社から医師に対して「コンサルタント料」などと称して、金銭が支払われていたのです。ところが、医療材料会社のコンプライアンスが厳しくなり、これが不可能になると、医師と医療材料会社の間にブローカーと呼ばれる人や企業が介入して、ここで病院やディーラーに対する納入価格の交渉が行われ、このうちの何パーセントかを医師に対して供与するような仕組みができてきたのです。

医師が特定の医療材料を使用するといえば、病院は納入せざるを得

(図表14-2)

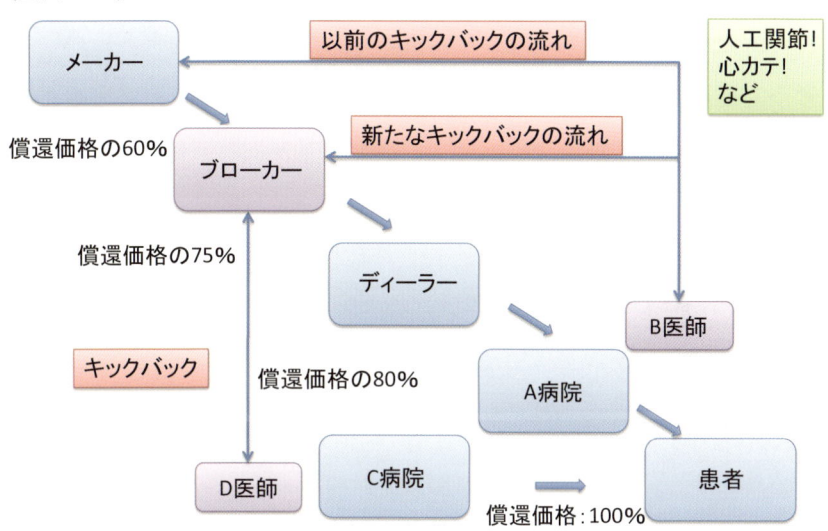

メーカー → ブローカー	償還価格の60%
ブローカー → ディーラー	
ディーラー → A病院	償還価格の80%
A病院 → 患者	償還価格：100%
D医師 → ブローカー	償還価格の75%

以前のキックバックの流れ：メーカー → B医師
新たなキックバックの流れ：ブローカー → B医師
人工関節！心カテ！など
キックバック

ず、その医師の代理として、ブローカーはディーラーに対しても医療材料会社に対しても、強い価格交渉力を発揮するのです（図表14-2）。

　通常の商取引から考えれば、あるいは正常な競争がある業界であれば、最終顧客の負担する金額をできるだけ下げて価格競争を行うので、こういうことは起こりえないのですが、医療の場合は、最終的な患者負担は公的な価格である「償還価格」というもので決まってしまっているために、このようなゼロサムゲームによる利益の分配競争が生じてしまうのでしょう。

　その中でも、大きな交渉力を持つのはディーラーや病院ではなく、医師であるというのが現実で、その代理人として、現在はブローカーが交渉力を持つようになってきたということです。

人口構造をはじめ、インターネットによる情報の伝達など、社会環境が激変する中で、今一度自らの組織が生み出す「共通善」について考え、自らがおかれているコミュニティでの医療・福祉経営を考えていきたいものです。

あとがき

　1983年に、神戸で整形外科医としてスタートしてから30年経過しました。いろいろな病院で勤務し、先輩医師にスキルを学んだり、外国へ行って手術や診察を見学しながら、自分のキャリアを重ねてきました。2000年から2002年まで通った神戸大学経営学研究科（MBA）の金井先生の経営管理論では、「流れに任せながらも、節目節目はきちっと自分でキャリアをデザイン」することが、人生の価値につながることを学びました。

　今でいう「ロコモティブ・シンドローム」によって、生活レベルが低下している人々が、アクティブな生活を取り戻せるように治療していきたいという「思い」から、2009年に、主に関節や腰の手術を行う「あんしんクリニック」を神戸ポートアイランドにオープンしました。

　当初、医師4人、スタッフ総勢20人で始めたクリニックも、志ある医師が集まり、手術治療数も増加しています。2013年には「あんしんクリニック」は19床の有床診療所から39床の病院になり、外来診察部門は、すぐに診断でき、治療プランを提案できるようにMRI、CTなどの画像診断装置を備え、三宮に新たな「あんしんクリニック」として再オープンしました。診察室は8室で、8人の整形外科医がプライマリーケア医として、腰痛や膝痛などの運動器疾患の治療に携わっています。

　2013年4月から、大阪市立大学経営学研究科グローバルビジネス専

攻前期博士課程(修士課程)、社会人プロジェクトの特任教授として、医療・福祉の実務家の第5期生12人と一緒に、経営学の勉強を再開しました。2000年から2002年まで、神戸大学経営学研究科で自分自身が学んでいた時とは時代も変わり、経営学そのものも重視するポイントが変わってきています。

特に、リーマンショック以降、あまりにも短期の利益を重視しすぎたマネジメントは、社会とのつながりの中で、自らの組織が社会の中での責任や役割を重視するようになってきています。

2013年10月からの医療・福祉経営論では、医療現場で実務を行っている筆者がテーマを決め、毎セッションごとに学生の実務家からも問題例を提示していただき、ディスカッションを行いました。その内容をまとめたのがこの本です。

医療サービス組織としての「あんしん病院」「あんしんクリニック」での取り組みも振り返りながら、医療・福祉経営について深く考えることができました。

「あんしん病院」「あんしんクリニック」の医師はじめ、スタッフのみなさんに感謝するとともに、大阪市立大学経営学研究科、社会人プロジェクト研究の専任教員の川村尚也先生はじめ、大学院生のみなさまに感謝いたします。

【参考文献】

1．アドボカシー・マーケティング
　（ア）グレン・アーバン：アドボカシー・マーケティング
　　　① Chapter 2：第3のマーケティング戦略
　　　② Chapter 4：A理論-新しいパラダイム
　　　③ Chapter 5：信頼の8要素
　（イ）コトラー：コトラーのマーケティング3.0
　　　① 第1章：マーケティング3.0へようこそ
　　　② 第10章：まとめ
2．医師の思考過程
　（ア）ジェローム・グループマン：医者は現場でどう考えるか
　　　① 第1章：瞬時の判断における思考メカニズム
　（イ）岩田健太郎：構造と診断
　　　① 診断することを根源的に考える
　　　② 診断と自我
　（ウ）サパイラ：身体診察のアートとサイエンス
　　　① 27章：臨床推論
　（エ）市川伸一（編）：認知心理学　4　思考
　　　① 第2章：楠見　孝、帰納的推論と批判的思考
　（オ）D.A.ショーン：省察的実践とは何か―プロフェッショナルの行為と思考
　　　① 6章：科学に基礎を置く専門的職業の省察的実践
　　　　　1．科学に基礎を置く専門的職業とは
　（カ）マクウィニー：家庭医療学
　　　① 第1部：基本原理
　　　　　1．8：医療の方法
　　　　　　（ア）てがかり
　　　　　　（イ）仮説
　　　　　　（ウ）探索
3．共通善
　（ア）野中郁次郎、徳岡晃一郎：ビジネスモデルイノベーション
　　　① 序章：賢慮の戦略論への転換

135

（イ）野中郁次郎、紺野　登：知識創造経営のプリンシプル
　　　① 第2章：知の生態系
　（ウ）Porter ME & Kramer MR：Creating shared value, Harvard Business Review 2011
4．組織学習
　（ア）あんしん病院の失敗
　　　① BSC
　　　② 業績評価
　　　③ 目標管理　など
　（イ）事業領域の定義
　（ウ）チェックリストの導入事例
　（エ）金井寿宏：組織行動の考え方
　　　① 第3部：成果と評価の問題
　　　　1．第5章：成果を意識した組織行動を目指して
　　　　2．第6章：人事評価をめぐる根本問題
5．プライマリーケア
　（ア）母の看とりから
　（イ）辻　哲夫：日本の医療制度改革がめざすもの
　　　① 第2章：医療供給体制の再編成
　（ウ）在宅医療推進のための地域における多職種連携研修会
　　　http://www.iog.u-tokyo.ac.jp/kensyu/index.html
　（エ）葛西龍樹：医療大転換−日本のプライマリーケア革命
　　　① 始めに
　　　② 第1章：立ち遅れた日本の医療
　（オ）中医協（2013.10.9）外来医療（その3）
　　　（http://www.mhlw.go.jp/file/05-Shingikai-12404000-Hokenkyoku-Iryouka/0000025681.pdf）
　（カ）長尾和宏：「平穏死」10の条件
　　　① 日常にある平穏死①〜がん終末期の場合
　　　② 日常にある平穏死②〜老衰の場合
　　　③ 日常にある平穏死③〜臓器不全症の場合
　　　④ 日常にある平穏死④〜認知症終末期の場合
　（キ）ジェローム・グループマン：医者は現場でどう考えるか

① 第4章：プライマリーケア医の役割
6．ソーシャル・キャピタル
　（ア）SWOT も BSC も、Medical Capital と Social Capital から
　（イ）イチロー・カワチ、高尾総司、S.V.スブラマニアン編：ソーシャル・キャピタルと健康政策
　　① 第5章：地域コミュニティのソーシャル・キャピタルを規定する文脈的要因
　（ウ）ポーター：医療戦略の本質
　　① 第5章：医療提供者の取るべき戦略（p236-249）
　（エ）ナン・リン：ソーシャル・キャピタル
　　① 第4章：資源、動機、相互行為-行為の基盤
　　　1．「何を知っているかではなく誰を知っているか」
　　② 解題
7．コスト分析
　（ア）あんしん病院手術室の稼働データ分析より（神戸大学経営学研究科松尾貴己研究室との共同研究）
8．患者のストーリー
　（ア）ジェローム・グループマン、パメラ・ハーツバンド：決められない患者たち
　　① 9章：患者が決定できないとき
　（イ）石飛幸三：「平穏死」のすすめ
　　① 第2章：高齢者には何が起きているのか
　（ウ）マクウィニー：家庭医療学
　　① 第1部：基本原理
　　　1．7：医師-患者コミュニケーション
9．認知エラー
　（ア）ジェローム・グループマン：医者は現場でどう考えるか
　　① 第7章：外科医 A,B,C,D それぞれの診断
　　② 第8章：大量データによるミスとエラー
　（イ）岩田健太郎：構造と診断
　　① 誤診から学ぶという話　その1
　　② 誤診から学ぶという話　その2
　（ウ）キャスリン・シュルツ：まちがっている

① 第14章　誤りのパラドックス
        （エ）アトゥール・ガワンデ：アナタはなぜチェエクリストを使わないのか？
            ① 序章：外科医の失敗談
            ② 第9章：助かった！
        （オ）利根川進：脳細胞を操作（日本経済新聞2013.10.29　私の履歴書）
        （カ）Reid J, Bromiley M, Kodate N：「声がけ」がチームを救う：医療現場にヒューマン・ファクターズが必要な理由、医療の質・安全学会誌、7．332．2012
        （キ）小館尚文：ノンテクニカルスキルのこれまでの成果と次のステップ、医療の質・安全学会誌、7．348．2012
        （ク）松本尚浩：手術に関わる手洗い従事者のノンテクニカルスキル（SPLINTS）を医療現場で実践するために、医療の質・安全学会誌、7．404．2012
        （ケ）WHO患者安全カリキュラムガイド多職種版：トピック2，3，5，10
        （コ）中西　晶：高信頼性組織の条件、生産性出版、2007
        （サ）海保博之：人はなぜ誤るのか─ヒューマンエラーの光と影、2006
10. プロフェッショナルとクライアント
        （ア）D.A.ショーン：省察的実践とは何か─プロフェッショナルの行為と思考
            ① 10章：専門的職業の意味と社会における位置づけ
                １．はじめに
                ２．プロフェッショナルとクライアントの関係
        （イ）ラブロック、ライト：サービス・マーケティング原理
            ① 第12章：顧客エデュケーションとサービスのプロモーション
        （ウ）大橋昭一、渡辺　朗：サービスと観光の経営学
11. 医療福祉現場の情動
        （ア）上淵　寿：動機づけ研究の最前線
            ① 1章：「動機づけ研究」へのいざない
                １．3節：情動論的アプローチ
        （イ）マクウィニー：家庭医療学
            ① 第1部：基本原理
                １．6：病気、苦しみ、癒し
                    （ア）関与

12. 医療現場のキャリアデザイン
    （ア）岩崎自身のキャリアより
    （イ）サニー・ハンセン：キャリア開発と統合的ライフ・プランニング
        ① 第1章：統合的ライフ・プランニング　キャリア・ディベロプメントの新しい考え方
    （ウ）小松秀樹：医療の限界
        ① 第5章：医療における教育、評価、人事
    （エ）厚生労働省HP：専門医の在り方に関する検討会　報告書
    （オ）金井寿宏：組織行動の考え方
        ① 第2部：組織の中の個人
            1．第4章：「キャリア・デザイン」のデザイン
13. アジアとメディカルツーリズム
    （ア）井伊雅子編：アジアの医療保障制度
        ① 2章：シンガポール
        ② 4章：中国
    （イ）老いるアジア　膨らむ介護市場（日本経済新聞2013.10.25）
    （ウ）心臓医療をアジア展開（日本経済新聞2013.10.29）
    （エ）アジアビジネスマップ（日本経済新聞2013.11.25）
    （オ）日本政策銀行　DBJ Monthly Overview 2012.4 p40-52
    （カ）高橋　泰：地域の現状を知る、東京大学公共政策大学院「医療政策教育・研究ユニット」
    （キ）宣昇勲（ソン・スンフン）：韓国ソン病院の話
    （ク）Global Cancer Figure 2nd Edition：
14. 医療の幻想から現実へ
    （ア）久坂部羊：医療幻想
        ① 第1章：薬は効くという幻想
        ② 第8章：病院へ行けば安心という幻想
    （イ）小松秀樹：医療の限界
        ① 第3章：医療と司法
    （ウ）裁判例（コピー配布）

《著者》　岩崎安伸（いわさき・やすのぶ）

1983年、和歌山県立医科大学卒。
1991年、神戸大学大学院医学研究科修了、医学博士。
2003年、同大学院経営学研究科修了、経営学修士。
2007年、あんしんクリニック開院、院長。
　　　　（We bring active life. めざそう「アクティヴライフ」をミッションに）
2013年、あんしん病院(http://www.anshin-hospital.jp)院長。
同　年　大阪市立大学経営学研究科　社会人プロジェクト「医療・福祉イノベーション経営」特任教授。

著書に『Dr.サニーのめざそう「アクティブライフ」―いつまでも自分の足で歩き　ロコモ・メタボを防止しよう―』（エピック、2014年）などがある。

外科医が語る"思い"の医療・福祉経営

平成26年7月30日　発行

著　者　　岩崎安伸

発行者　　小泉　定裕

発行所　　株式会社 清文社
　　　　　〒101-0047　東京都千代田区内神田1-6-6（MIFビル）
　　　　　電話03(6273)7946　Fax 03(3518)0299
　　　　　〒530-0041　大阪市北区天神橋2丁目北2-6（大和南森町ビル）
　　　　　電話06(6135)4050　Fax 06(6135)4059

　　　　　清文社ホームページ　http://www.skattsei.co.jp/

著作権法により無断複写複製は禁止されています。　印刷・製本　亜細亜印刷㈱
落丁・乱丁の場合はお取替え致します。　　　　　　ISBN978-4-433-48554-2
©Yasunobu Iwasaki 2014, Printed in Japan.